四訂
ライフスキルのための健康科学

成　　和子 編 著

宮本　慶子
城川　美佳 共 著

建帛社
KENPAKUSHA

は じ め に

ヒトゲノムの解読がほぼ完了し，人体が永久に設計図の失われた精密機械と言われた時代は終わりを告げようとしている。一方，人生80年時代となり，日本人の平均寿命は，女性が84.93歳，男性が78.07歳（2001年）であり世界一の長寿国である。さらに米寿（88歳）まで生きるのは女性の約半数，男性の４人に１人と推計されている。同時に進行している少子化により，日本は超高齢少子社会を目前にしている。

医学の進歩や生活水準の向上に伴い，感染症は減少し，生活習慣病が増加している。悪性新生物（がん），心疾患，脳血管疾患による死亡は総死亡の約60%を占めている。生活習慣病により寝たきり等になることも多く，QOL（生活の質）を低下させ，健康寿命（日常生活に制限のない期間）を短縮させ，介護等の問題が発生している。生活習慣病は，好ましくない生活習慣の積み重ねにより発症し，自覚症状が現れにくい場合が多い。早期発見・早期治療も必要であるが，生活習慣を改善し，発症を予防することが大切である。

生活習慣病の原因となる好ましくない生活習慣（喫煙，飲酒，不規則な食生活など）は，青年期に始まることが多く，一人暮らしなどの生活上の変化が助長する場合も多い。ライフスキルは，問題が発生したときに，効果的に処理し適切な行動変容を起こすことのできる能力である。ライフスキルを高めるために健康科学を学び，健康上の問題に対応できる知識を身に付け，好ましくない要因を自らの判断で回避する行動を起こす能力を養うことが本書の目的である。さらに新しい知識を導入し，科学的根拠に基づいて判断し，必要な場合は行動変容を起こしてほしい。知識だけあっても行動に移さなければ意味のない場合が多いからである。また，無防備な性行為により，十代の性感染症（STD）が増加している。感染してから後悔するのではなく，正しい知識を身に付け，実行することが重要である。

自分の健康は自分で守るという観点から，健康的な生活習慣を確立し，生活習慣病を予防し，自立した高齢期を迎えてほしい。どのような高齢期を迎えるかは，その人の人生の集約であると考えるからである。本書がそのための手助けとなれば幸いである。

本書の執筆に際し，貴重な御助言を賜りました東京大学大学院医学系研究科家族看護学分野主任，杉下知子教授及び明治学院大学教養教育センター保健体育の諸先生方に衷心より感謝申し上げます。また出版に際し，種々御尽力いただきました建帛社の根津龍平氏に深謝申し上げます。

2003年2月

編　者

四訂にあたり

　21世紀における国民健康づくり運動（健康日本21）は，2012（平成24）年度まで実施され，2013（平成25）年度からは，健康日本21（第2次）が進められ，2018（平成30）年には中間評価がなされている。健康寿命を延ばし，健康格差を縮小し，生活習慣病の発症予防と重症化予防等が主な目標である。ライフスキルを高めるために健康科学を学ぶには，最新のデータが不可欠であり，この度四訂版を刊行する運びとなった。本書が，健康的な生活習慣の確立と健康増進の一助となれば幸甚である。

　2020年2月

編　者

目　　次

第3章　ライフステージと健康

第4章　環境と健康

第1章
健康について

■1．健康の定義

　健康の定義としてくり返し引用されているのは，1948（昭和23）年WHO（世界保健機関）憲章前文の "Health is a state of complete physical, mental and social well-being and not merely the absence of disease or infirmity." である。ここでは，健康を**身体的**，**精神的**のみならず，**社会的**にも完全に良好な状態と定義し，さらに「単に病気でない，病弱でないことではない」としている。「病気でなければ健康である」という，それまでの社会通念を越え，健康の理想像を示す定義として広く受け入れられてきた。

　WHO憲章ではさらに，「達成可能な最高水準の健康を享受することは，人種，宗教，政治的信条，経済的社会的条件にかかわらず，すべての人間の基本的権利の一つである。」と述べ，健康は権利であるとしている。

　健康増進（health promotion）は，WHOの健康の定義からはじまった考え方である。日本では、「21世紀における国民健康づくり運動」が「**健康日本21**」の名称で2012（平成24）年度まで実施された。従来の疾病の早期発見・早期治療よりも，健康を増進し疾病を予防する一次予防に重点を置いており，「栄養・食生活」「身体活動・運動」「休養・こころの健康づくり」「たばこ」「アルコール」「歯の健康」「循環器病」「がん」について具体的な目標を設定していた。2013（平成25）年度からは，「**健康日本21（第２次）**」が，2022（令和４）年度までの期間で進められている。健康寿命を延ばし，都道府県格差を縮小することや，生活習慣病の発症予防と重症化予防の徹底，COPD（慢性閉塞性肺

疾患）の認知度の向上などを目標としている（表1-1）。2018（平成30）年には中間評価がなされ，それを受けて一部の項目と目標に修正が加えられている。

　わが国では戦後，感染症が減少し，悪性新生物，脳血管疾患，心疾患などの生活習慣病が増加している（図1-1）。また人口の高齢化が急速に進み，2018（平成30）年高齢者人口は総人口の28.1％を占め，2065年には38.4％に達すると予測されている（図1-2）。疾病構造の変化と，高齢化により，WHOの健康の定義にあてはまる人は少なくなっているのが現状である。病気を有しながら生活する期間も長くなり，病気や障害があってもいきいきと生活している状態を健康

表1-1　健康日本21（第2次）の主な目標

	項　目	現　状	目　標		項　目	現　状	目　標
健康寿命	健康寿命の延伸（日常生活に制限のない期間の平均の延伸）	男性　72.14年 女性　74.79年 （平成28年）	平均寿命の増加分を上回る健康寿命の増加（令和4年度）	循環器疾患	脳血管疾患・虚血性心疾患の年齢調整死亡率の減少（10万人当たり）	脳血管疾患 男性36.2 　　　　　 女性20.0 虚血性心疾患 男性30.2 　　　　　　 女性11.3 （平成28年）	脳血管疾患 男性41.6 　　　　　 女性24.7 虚血性心疾患 男性31.8 　　　　　　 女性13.7 （令和4年度）
健康格差	健康格差の縮小（日常生活に制限のない期間の平均の都道府県格差の縮小）	男性　2.00年 女性　2.70年 （平成28年）	都道府県格差の縮小（令和4年度）		高血圧の改善（収縮期血圧の平均値の低下）	男性　136mmHg 女性　130mmHg （平成28年）	男性　134mmHg 女性　129mmHg （令和4年度）
がん	75歳未満のがんの年齢調整死亡率の減少（10万人当たり）	76.1 （平成28年）	減少傾向へ （令和4年）		脂質異常症の減少	総コレステロール240mg/dl以上の者の割合 男性 10.8% 　　　　 女性 20.1% LDLコレステロール160mg/dl以上の者の割合 男性 7.5% 　　　　 女性11.3% （平成28年）	総コレステロール240mg/dl以上の者の割合 男性 10% 　　　　 女性 17% LDLコレステロール160mg/dl以上の者の割合 男性 6.2% 　　　　 女性 8.8% （令和4年度）
	がん検診の受診率の向上	胃がん　男性46.4% 　　　　女性35.6% 肺がん　男性51.0% 　　　　女性41.7% 大腸がん 男性44.5% 　　　　女性38.5% 子宮頸がん 女性42.4% 乳がん　 女性44.9% （平成28年）	50% （令和4年）				
糖尿病	合併症（糖尿病腎症による年間新規透析導入患者数）の減少	16,103人 （平成28年）	15,000万人 （令和4年度）		メタボリックシンドロームの該当者及び予備群の減少（糖尿病の項目でもある）	1412万人 （平成27年度）	平成20年度と比べて25%減少 （令和4年度）
	治療継続者の割合の増加	64.3% （平成28年）	75% （令和4年度）		特定健康診査・特定保健指導の実施率の向上（糖尿病の項目でもある）	特定健康診査の実施率 51.4% 特定保健指導の実施率 18.8% （平成28年度）	特定健康診査の実施率 70%以上 特定保健指導の実施率 45%以上 （令和5年度）
	血糖コントロール指標におけるコントロール不良者の割合の減少（HbA1cがJDS値8.0%（NGSP値8.4%）以上の者の割合の減少）	0.96% （平成26年度）	1.0% （令和4年度）	COPD	COPDの認知度の向上	25.5% （平成29年度）	80% （令和4年度）
	糖尿病有病者の増加の抑制	1000万人 （平成28年）	1000万人 （令和4年度）				

（厚生労働統計協会編：国民衛生の動向2019/2020，p.98，2019）

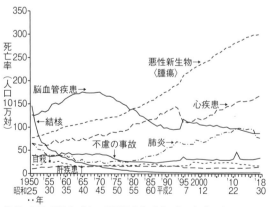

資料　厚生労働省「人口動態統計」平成30年は概数である。
注）死因分類はICD-10（2013年版）準拠（平成29年適用）による。なお，平成6年まではICD-9による。

図1-1　主要死因別にみた死亡率（人口10万対）の推移
（厚生労働統計協会編：国民衛生の動向2019/2020，p.62，2019）

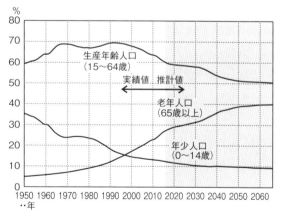

資料　1950〜2015年は総務省統計局「国勢調査報告」
　　　2016年以降は国立社会保障・人口問題研究所「日本の将来推計人口（平成29年1月推計）」の中位推計値

図1-2　年齢3区分別人口構成割合の推移
（厚生労働統計協会編：国民衛生の動向2019/2020，p.49，2019）

であるとみなす，新しい健康の考え方が提起されている。

　1999（平成11）年，WHOは健康の定義の改正案を提案し，健康を"dynamic"な状態とし，従来の身体的，精神的，社会的に"spiritual"を追加している。dynamicは，健康と疾病は別個のものではなく連続したものであるという意味であり，spiritualityは，人間の尊厳の確保や，QOL（Quality of Life, 生活の質）を考えるために必要な本質的なものであるとされている。

WHOの健康の定義の改正案（1999）
　Health is a dynamic state of complete physical, mental, spiritual and social well-being and not merely the absence of disease or infirmity.

■2.　ライフサイクルにおける健康上の課題

　誕生から死亡にいたるライフサイクルの，各段階における健康上の課題について述べる。長谷川らは，人生の各段階（ライフステージ）を，「幼年期」，「少年期」，「青年期」，「壮年期」，「中年期」，「高年期」に大別し，各々「育つ」，「学ぶ」，「巣立ち」，「働く」，「熟す」，「稔る」時期としている（図1-3）[1]。これらの段階は次の段階に影響を与え，連続したものと考えられている。例えば味覚の形成は幼年期とされているが，濃い味付けに慣れ，食塩摂取量が多くなれば，生活習慣病の原因になると考えられる。

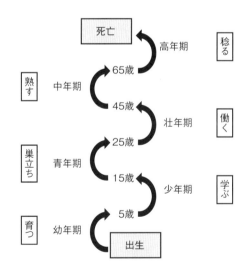

図1-3　人生の各段階

（長谷川敏彦他：厚生の指標　第46巻第4号，p.34，厚生統計協会，1999より）

（1）幼年期（0～4歳）

　生理機能が自立する時期であり，同時に基本的生活習慣の確立をめざす。生後1年未満の乳児死亡では，先天異常，周産期に特異的な呼吸障害等が主な死因であり，1歳から4歳では，不慮の事故が死因の第2位を占めている。また，むし歯は，2～3歳で増加してくるので，この時期の予防が必要である。感染

予防のための予防接種，定期健康診断，正しい食習慣，不慮の事故の予防等，家庭での影響が大きい。

（2）少年期（5〜14歳）

精神機能が発達する時期であり，自我の形成が促進される。死亡数は最も少なく，不慮の事故が死因の約17％を占める（2018年）。むし歯も急増し，予防と検診が必要である。家庭だけでなく，学校，友人等の影響が大きくなる時期であり，食生活，運動などの生活習慣の確立と事故の予防が課題である。

（3）青年期（15〜24歳）

少年期に次いで死亡数が少なく，不慮の事故と自殺が総死亡の約3分の2を占めるのがこの時期の特徴である。自立した社会人への移行の時期であり，喫煙や飲酒が定着する。生活習慣が乱れやすく，壮年期以降の生活習慣病の原因にもなる。好ましくない生活習慣についての正しい知識を持ち，性感染症（STD）の予防も含め，自らの健康は自分で守るという観点で自立することが課題とされる。

（4）壮年期（25〜44歳）

身体機能は充実し，次世代を育成し，社会人として働く時期である。死亡数は増加を始め，悪性新生物〈腫瘍〉，自殺，不慮の事故が死因の上位を占める。家庭をつくり，次世代の育成に責任を持つと同時に，正しい避妊の知識を持ち，STDの予防に努める。同時に，自覚症状の出にくい生活習慣病等の早期発見につとめ，自立した高齢期をめざしての健康増進が課題である。

（5）中年期（45〜64歳）

更年期
女性の場合月経閉止をはさんだ前後10年間。45歳〜55歳位までとされ，身体的，精神的に種々の障害が現れることが多い。同年齢の男性でも症状が現れる場合がある。

身体機能が徐々に低下し，特に女性に多くみられるが，更年期を迎え様々な不調を訴える人が多くなる。死亡数は増加し，死因の第1位は悪性新生物〈腫瘍〉である。病院への入院・外来も増加し，健康への関心が高くなる。定期的に健康診断を受け，疾病の早期発見・早期治療につとめ，加齢による障害を少なくし，身体機能を維持することが課題となる。

（6）高年期（65歳以上）

老化により身体機能は低下し，生活能力の低下を防ぐことが課題となる。中年期同様入院や外来も増加し，病気を有しながら生活する人の割合が高くなる。寝たきりや認知症を予防するだけでなく，精神的に自立し，社会とのかかわりを持ちながら生活の質を保つことが課題となる。

▌3. 保健福祉サービス

　私たちは，出生から死亡に至る一生の過程で，種々の保健福祉サービスを必要に応じて受けることができる。思春期保健相談，小児医療費の援護（養育医療等），訪問指導，乳幼児健診，予防接種，基本健康診査，がん検診，健康手帳の交付などである。

　乳幼児（小学校就学時まで）と妊娠可能な女性は母子保健の対象となる。妊娠の届出に対する母子健康手帳の交付，妊産婦健康診査，思春期クリニック，乳幼児健康診査，保健師等による訪問指導，医療援護等が実施されている。母子保健の体系を図1-4に示す。

　わが国の乳児死亡率（出生1,000に対する生後1年未満の死亡）は，明治・大正時代には150〜160であったが，その後減少を続け，2018（平成30）年には1.9と，世界でも最低率国となっている。しかし，少子化，核家族化が進み，女性の社会進出等により母子を取り巻く環境は変化してきた。これに対応するため，1994（平成6）年「エンゼルプラン」，1999（平成11）年には少子化対策として「新エンゼルプラン」が策定された。さらに2000年には「健やか親子21」が策定され，21世紀における母子保健の基本方針が示された。課題は，① 思春期の保健対策の強化と健康教育の推進，② 妊娠・出産に関する安全性と快適さの確保と不妊への支援，③ 小児保健医療水準を維持・向上させるための環境整備，④ 子供の心の安らかな発達の促進と育児不安の軽減の4つである。「健康日本21」と同様2001（平成13）年から2010（平成22）年までの10年間の目標を設定し，2013（平成25）年には最終評価が取りまとめられた。

　2015（平成27）年度からは「健やか親子21（第2次）」が始まっている（図1-5，表1-2）。

　幼稚園から大学までは，幼児，児童，生徒，学生及び教職員が，学校保健の対象となり，保健教育と保健管理を行う。保健教育には，生涯にわたる健康管理能力の基礎を培うための保健学習と保健指導がある。保健管理では，学校保健安全法に基づく健康診断及び健康相談，感染症予防が行われている。

　就職してからは，産業保健の対象となる。老人保健法は，2008（平成20）年度より「高齢者の医療の確保に関する法律」（高齢者医療確保法）に改正された。産業保健と高齢期の保健福祉については，「第3章ライフステージと健康」で述べる。

養育医療
　身体の発育が未熟なまま出生した乳児の入院費用を援護する（世帯の所得に応じた費用を徴収する）。

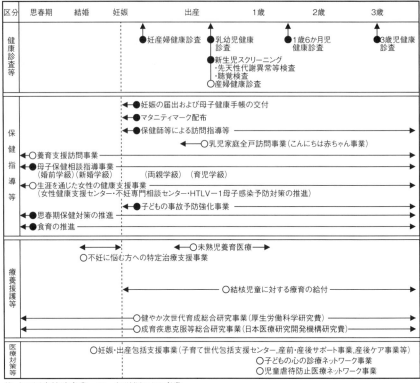

図1-4 母子保健対策の体系
(厚生労働統計協会編：国民衛生の動向2019/2020, p.112, 2019)

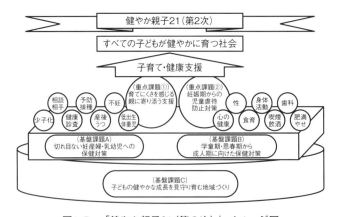

図1-5 「健やか親子21（第2次）」イメージ図
(厚生労働統計協会編：国民衛生の動向2019/2020, p.111, 2019)

表1-2　「健やか親子21（第2次）」における課題の概要

	課題名	課題の説明
基盤課題A	切れ目ない妊産婦・乳幼児への保健対策	妊娠・出産・育児期における母子保健対策の充実に取り組むとともに，各事業間や関連機関間の有機的な連携体制の強化や，情報の利活用，母子保健事業の評価・分析体制の構築を図ることにより，切れ目ない支援体制の構築を目指す。
基盤課題B	学童期・思春期から成人期に向けた保健対策	児童生徒自らが，心身の健康に関心を持ち，より良い将来を生きるため，健康の維持・向上に取り組めるよう，多分野の協働による健康教育の推進と次世代の健康を支える社会の実現を目指す。
基盤課題C	子どもの健やかな成長を見守り育む地域づくり	社会全体で子どもの健やかな成長を見守り，子育て世代の親を孤立させないよう支えていく地域づくりを目指す。具体的には，国や地方公共団体による子育て支援施策の拡充に限らず，地域にある様々な資源（NPOや民間団体，母子愛育会や母子保健推進員等）との連携や役割分担の明確化が挙げられる。
重点課題①	育てにくさを感じる親に寄り添う支援	親子が発信する様々な育てにくさ（※）のサインを受け止め，丁寧に向き合い，子育てに寄り添う支援の充実を図ることを重点課題の一つとする。 （※）育てにくさとは：子育てに関わる者が感じる育児上の困難感で，その背景として，子どもの要因，親の要因，親子関係に関する要因，支援状況を含めた環境に関する要因など多面的な要素を含む。育てにくさの概念は広く，一部には発達障害等が原因となっている場合がある。
重点課題②	妊娠期からの児童虐待防止対策	児童虐待を防止するための対策として，①発生予防には、妊娠届出時など妊娠期から関わることが重要であること，②早期発見・早期対応には、新生児訪問等の母子保健事業と関係機関の連携強化が必要であることから重点課題の一つとする。

■4.　生活習慣病

　生活習慣病は，長い間の生活習慣の積み重ねによって起こる病気の総称である。1996（平成8）年，公衆衛生審議会は従来の成人病にかわって生活習慣病という概念の導入を提案した。成人病は，脳卒中，悪性新生物（がん），心臓病などの40歳前後から死亡率の増加する疾患であり，成人病対策として健康診査による疾病の早期発見，早期治療（二次予防）に重点をおいていた。しかし，喫煙と肺がん，食塩の摂取量と脳血管疾患，肥満と糖尿病などのように，これらの疾病が加齢よりも生活習慣と関係のあることが明らかになってきた。

　生活習慣病は，食生活，運動習慣，休養，飲酒，喫煙などの生活習慣が，発症に関与する疾患群であり，生活習慣の改善により予防が可能である。高脂血症，高血圧，2型糖尿病，大腸がん，循環器疾患，アルコール性肝疾患など多くの疾患が生活習慣病としてあげられる。従来の成人病では，二次予防が中心であったが，生活習慣病では，生活習慣を改善し，疾病の発症を予防する一次予防が重要である。さらに，好ましくない生活習慣の積み重ねにより若い年齢でも発症するとされている。

　食生活，運動習慣，睡眠，喫煙，飲酒については，「第2章日常生活と健康」で述べるので，ここでは生活習慣病の糖尿病，循環器病，がんについて述べる。

疾病の予防対策
　一次予防：健康を増進し疾病を予防する
　二次予防：疾病の早期発見，早期治療
　三次予防：治療，機能回復，機能維持
（厚生統計協会編：国民衛生の動向2002年，p.88，2002）

1．糖　尿　病

　糖尿病は，膵臓から分泌されるインスリンの不足，または作用の低下により

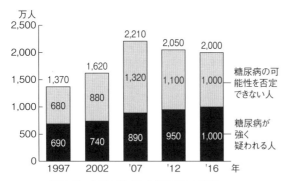

図1-6　年次別にみた糖尿病の状況

厚生労働統計協会編：国民衛生の動向2019/2020，p.93，2019)

血液中のブドウ糖の量が多くなる代謝異常である。小児期に発症する1型糖尿病（インスリン依存型糖尿病）と，生活習慣に関係して主に成人に発症する2型糖尿病（インスリン非依存型糖尿病）に分けられ，わが国の糖尿病の大部分は，2型糖尿病である。

糖尿病は，発症すると治ることはなく，初期にはほとんど症状が現れないが，進行すると網膜症，腎症，神経障害などの合併症を引き起こす。失明や腎不全になる可能性もある。2017（平成29）年に新規透析導入された患者の原因疾患の第1位は糖尿病性腎症であった。また，糖尿病では動脈硬化が促進され，心筋梗塞や脳血管疾患の原因となる。さらに視覚障害の原因としても重要になっている[2]。

肥満度が高くなると有病率が高くなるので，一次予防としては，肥満を避けるバランスの良い適量の食事と，適正な運動があげられる。さらにこれらの生活習慣の改善は，心筋梗塞や脳血管疾患の予防にもなると考えられる。

2．循環器・呼吸器疾患

循環器の疾患である脳血管疾患と心疾患は総死亡の23.2%（2018年）を占める主要な死因である。脳血管疾患は，脳の循環器障害であり，脳内に出血する

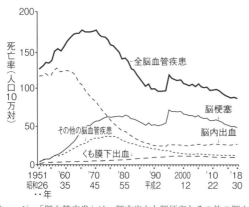

注　1)　「脳血管疾患」は，脳内出血と脳梗塞とその他の脳血管疾患の合計である。
　　2)　「くも膜下出血」は，その他の脳血管疾患の再掲である。
　　3)　脳血管疾患の病類別死亡率は，昭和26年から人口動態統計に掲載されている。
資料　厚生労働省「人口動態統計」（平成30年は概数である）

図1-7　脳血管疾患の死亡率（人口10万対）の推移

（厚生労働統計協会編：国民衛生の動向2019/2020，p.66，2019)

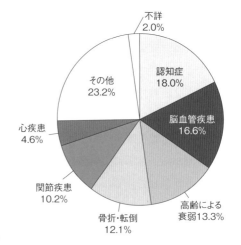

資料　厚生労働省「国民生活基礎調査」

図1-8　介護が必要となった原因（2016年）

（厚生労働統計協会編：国民衛生の動向2019/2020，p.95，2019)

脳出血と，脳の血管が閉塞する脳梗塞，さらに，くも膜下出血に分けられる。脳出血と脳梗塞では，麻痺，失語症，意識障害等が脳の障害の程度により起こる。くも膜下出血は激しい頭痛が特徴で，意識消失し，10日程で死亡するか回復し，回復した場合後遺症は少ない。脳梗塞による死亡は減少しているが，脳出血は横ばいである（図1-7）。また，介護が必要となる原因の16.6％は脳血管疾患であり（図1-8），生活の質を低下させている。

　脳血管疾患の危険因子は，高血圧，喫煙，糖尿病，多量飲酒とされており，食塩の取り過ぎには注意する必要がある。

　心疾患では，心筋梗塞や狭心症などの虚血性心疾患が心疾患による死亡の約34％を占める（2018年）。これは心臓に酸素や栄養素を供給する冠状動脈の動脈硬化によって生じる。危険因子は，高血圧，喫煙，高脂血症である。食習慣を改善し，コレステロールを多く含む動物性脂肪を減らすと共に，塩分，糖分の取り過ぎに注意する。さらに肥満を避け，適度な運動，禁煙が予防となる。

　また，近年は呼吸器系の疾患である肺炎による死亡が増加している。死因順位は2018年では第5位となっており，特に80歳以上の高齢者では高率となっている。

3．悪性新生物〈腫瘍〉（がん）

　がんは死因の第1位であり，総死亡の28.4％（2018年）を占めている。胃がん，子宮がんの死亡率は低下傾向にあるが，肺がん，乳がん，大腸がんが増加している（図1-9）。がんは，分化せずに増殖し，ついには個体を死に至らせる。発生には様々な要因が関与していると考えられており，遺伝子，環境（紫外線，放射線，ウイルス，発がん性物質等），生活習慣がある。生活習慣では，喫煙，飲酒，食生活が関与している。

　喫煙は，肺がんの危険因子であり，喫煙開始年齢が早い人，喫煙本数の多い人で肺がん死亡率が高くなっている。未成年者の喫煙をなくし，分煙を徹底することが目標である。多量の飲酒は，口腔がん，食道がん，肝臓がんなどの危険因子とされている。

　食生活では，緑黄色野菜の摂取頻度が高くなるほど，がんのリスクが低くなる傾向が認められる。また塩辛い食品の取り過ぎは，胃がんの危険因子である。塩分の取り過ぎは，高血圧，脳血管疾患等の危険因子なので，1日7g未満を目標に塩分摂取を減らすよう努めることが大切であるが，胃がんの予防には，食塩の総摂取量よりも塩辛い食品を避けることが大切である。動物性脂肪の過剰摂取は大腸がんの危険因子と考えられており，脂肪は控えめに取ることが望ましい[3]。

心筋梗塞

　冠状動脈の完全な閉塞により心筋に血液が供給されない。心筋の一部が壊死し死亡する可能性が高い。

狭心症

　冠状動脈が狭くなり心臓の筋肉に十分な血液が供給されない状態。激しい胸痛などの症状が現れる。

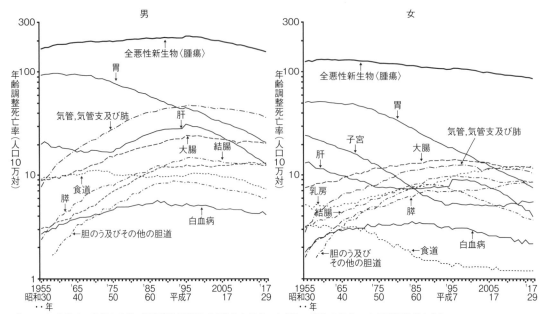

注　1）大腸は，結腸と直腸S状結腸移行部及び直腸とを示す。ただし，昭和40年までは直腸肛門部を含む。
　　2）結腸は大腸の再掲である。
　　3）肝は肝及び肝内胆管である。
　　4）年齢調整死亡率の基準人口は「昭和60年モデル人口」である。
資料　厚生労働省「人口動態統計」

図1-9　部位別にみた悪性新生物の年齢調整死亡率（人口10万対）の年次推移
（厚生労働統計協会編：国民衛生の動向2019/2020，p.64，2019）

引 用 文 献

1）長谷川敏彦他：厚生の指標第46巻第4号，p.34，厚生統計協会，1999

2）厚生労働統計協会編：国民衛生の動向2019/2020，p.93，厚生労働統計協会，2019

3）健康日本21（21世紀における国民健康づくり運動について），p.167，健康・体力づくり事業財団，2000

参 考 文 献

1）厚生労働統計協会編：国民衛生の動向，厚生労働統計協会，各年

2）星旦二，松田正己編：公衆衛生　系統看護学講座8，医学書院，2002

3）熊倉伸宏編著：社会医学がわかる公衆衛生テキスト，新興医学出版社，2000

4）健康日本21，健康・体力づくり事業財団，2000

5）わたしたちは健康家族！健康日本21（第二次），健康・体力づくり事業財団，2013

6）長谷川敏彦他：標準早死損失年（PYLLSR）と区間死亡確率（LSMR）の概念分析と健康政策への応
　　用，厚生の指標第46巻第4号，1999

7）厚生労働省：WHO憲章における「健康」の定義の改正案について（99/03/19），
　　http://www1.mhlw.go.jp/houdou/1103/h0319-1_6.html，2002/11/22

第2章
日常生活と健康

▌1．食　生　活

1．健康的な食生活

　私たちの身体や生命活動は水と空気と食物により賄われており，適切な食生活なくして，健康維持はありえない。また食べることには身体維持の側面ばかりでなく，食文化として社会的，心理的な色々な意味合いが含まれる。

　こうした食生活全般については，今までの学校教育や家庭の食文化の中で，多くのことを習得済みかもしれない。しかし，大学生となり既に一人暮らしを始めていたり，近い将来何らかの形で自立して行こうとしている今，「自分で食物を選び，食事を組み立てる」との観点から，食生活を見直しておこう。

（1）栄養素等の働きと摂取基準

　私たちが食物から摂取しなければならない栄養素は，たんぱく質，脂質，糖質（炭水化物），ビタミン，ミネラルの5大栄養素である。このうちのたんぱく質，脂質，糖質は1日の摂取量が多いことから，3大栄養素と呼ばれる。またビタミン，ミネラルという呼称は総称であり，私たちが摂取しなければならないビタミン，ミネラルは数十種にも及ぶ。重要な役割を持ちながらも必要量は微量なことから，ビタミンとミネラルは微量栄養素とも呼ばれる。

　私たちの身体は数十兆個の細胞からなり，細胞が集まって組織や器官が形づくられている。その組織，器官等は日々エネルギーを得て活動し，また体内では数多くの化学反応も進められている。これらの身体の組成や活動などにかかわる栄養素の機能は次の3つになる。

ミネラル

　ミネラルという語は学術用語ではなく，便宜的に用いられている言葉である。元素と呼ばれているものと重複するが，3大栄養素（たんぱく質，脂質，糖質）を構成する酸素，炭素，水素，窒素の元素を除くもの，現在のところ確認されている元素は118種類であるから，そのうちの4つを除く114種類ということになるが，ヒトにとっての必須ミネラルは29種類とされている。しかし，この数は今後増加するかもしれない[1]。

1）構成成分の補給（たんぱく質，脂質，カルシウムなどのミネラル）

最小単位としての細胞が集まった器官は，それぞれ器官ごとにほぼ決まった速度で，構成成分を更新している。失われた成分は常に外部から補給されなければならない。補給された食物の多くは分解（消化）されて吸収可能な物質に変わり，吸収された後，ヒトとしての構成成分につくり変えられている。たんぱく質は細胞の主成分であることから，最重要の構成成分と考えられており，脂質も細胞膜に不可欠な構成成分である。

また，骨の構成のためにはカルシウム，マグネシウム，リンのミネラルが必須である。カルシウムは体内に約1kg（成人）存在し，最も必要量の多いミネラルである。

2）エネルギー源（糖質，脂質，たんぱく質）

私たちは日々の生活活動ばかりでなく，安静時や睡眠中にも呼吸したり，心臓を動かして生命維持を行うためにエネルギーを使っている。その他，成長や生殖にもエネルギーが必要である。このようなエネルギー源として使われる栄養素は糖質，脂質，たんぱく質である。エネルギー供給の点では3つのいずれから摂取しても同じであるが，脳などの特別な組織は糖質からのエネルギーのみを利用する。したがって，毎日必ず適量の糖質を摂取することが求められる。

3）機能の保全（ビタミン，ミネラル，たんぱく質）

身体内の無数の生化学反応がスムーズに進むよう調整するために，ビタミン，ミネラル，たんぱく質（酵素の主成分）が必要である。身体内の全ての生化学反応は酵素の関与のもとに進んでいる。また例えば，糖質が体内で完全燃焼して，エネルギーになるためにはビタミンB_1，B_2などのビタミンや，リンなどのミネラルがなければならない。

食物の消化・吸収

栄養素は食べたときの状態のままで吸収されるもの（ミネラル，ビタミン，水など）もあるが，一般的にはそのままでは吸収されないので，分解（消化）され，吸収可能な物質に変わる必要がある[2]。例えば「肉」のたんぱく質は，ペプシンその他の消化酵素の働きで分解され，アミノ酸として小腸から吸収される。その後，ヒトとしてのたんぱく質につくり変えられる。

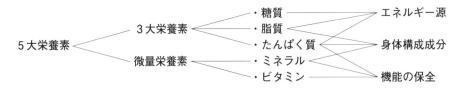

図2-1　栄養素の機能の概略

以上，栄養素の機能について概略を述べたが，**各栄養素の働き・18歳～29歳を対象とした摂取基準・多く含む食品**について表2-1にまとめた。

また，表2-1の末尾には非栄養素である食物繊維を載せた。食物繊維はそれ自体では私たちの身体に利用されないので，正確には非栄養素であるが，消化器に対し，ある一定の臨床上の有効性が認められている。

なお，私たちはたんぱく質，脂質，糖質，ビタミン，ミネラルの5大栄養素や食物繊維の他に，水分と酸素を必要としている。水分は身体の約6割を占め

ており，1日約2.5リットルを摂取して，同量が排泄される。

　また，糖質・脂質・たんぱく質から摂取されるエネルギーの必要量は各自の体重や身体活動レベルにより異なるが，18〜29歳・男性では2,650kcal,女性では2,000kcal（ただし平均的体重で，身体活動レベルがふつうの場合）を必要とする。（身体活動レベルについての詳細は第2節で後述する）

表2-1　栄養素の働き・摂取基準（18〜29歳）・多く含む食品

栄養素		身体内での働き	1日の摂取基準	多く含む食品
たんぱく質		・細胞の主要な構成成分（筋肉，皮膚，臓器，血管，血液などをつくる） ・酵素，ホルモンの原料にもなる ・エネルギー源にもなる（4kcal/g） ・エネルギー比20％未満まで	男性：65g 女性：50g	肉　魚 卵 大豆製品
脂質		・細胞膜の主成分　・神経の構成成分 ・血液の成分にもなる ・ホルモンの原料になるものもある ・エネルギー源（9kcal/g） ・体脂肪としてエネルギーを長期保存 ・脂肪エネルギー比率は20〜30％	エネルギー比 20〜30％	植物油 バター ラード 肉の脂身
糖質 （炭水化物）		・最も重要なエネルギー源（4kcal/g） ・脳などの特殊な組織は糖質（ぶどう糖）からのエネルギーのみを使う ・吸収が速いので，摂取後すぐに利用される	エネルギー比 50〜65％	穀類（米，麦，そば） いも 砂糖
脂溶性ビタミン	ビタミンA	・眼の働きに関与（不足すると夜盲症） ・粘膜や皮膚の形成（不足すると角膜乾燥症など） ・ビタミンAにはレチノール（動物性）とプロビタミンであるカロテン（植物性）がある。カロテンは体内でビタミンAに変わる。カロテンには抗酸化作用がある。 ・薬などからの摂取で過剰症がありうる。	レチノール相当で 男性：850μgRAE 女性：650μgRAE 耐容上限は 2,700μgRAE	鰻　卵黄 牛乳 緑黄色野菜 果実
	ビタミンD	・小腸でのカルシウムの吸収，骨へのカルシウムの沈着，骨からのカルシウムの動員に関与 ・不足すると骨の発育不全，骨粗鬆症 ・薬などからの摂取で過剰症がありうる	8.5μg 耐容上限は100μg	小魚 しらすぼし 卵黄 きのこ
	ビタミンE	・抗酸化作用があり，過酸化物質（老化に関与）の生成を防ぐ　・抗がん作用 ・1日耐容上限は男性850mg，女性650mg	男性：6.0mg 女性：5.0mg	植物油 魚卵　種子 胚芽
水溶性ビタミン	ビタミンB₁	・糖質がエネルギーになる時に，補酵素として働く。したがって不足すると疲労感，腱反射減退など ・特に脳は不足の影響を受けやすい ・調理中に失われやすい	男性：1.4mg 女性：1.1mg	豚肉　胚芽 種子 豆類 大豆製品
	ビタミンB₂	・たんぱく質，脂質，糖質の代謝に重要な働き ・小児，妊婦，授乳婦は不足しがち ・不足すると口唇炎，皮膚炎，角膜炎	男性：1.6mg 女性：1.2mg	卵　魚介 牛乳 乳製品
	葉酸	・ほうれん草から抽出されたビタミン ・不足すると悪性貧血 　ただし，人間では腸内細菌がつくり出すので，欠乏は起こりにくい	240μg	レバー 肉　卵黄 野菜 豆

（次頁へ続く）

水溶性ビタミン	ビタミンC（アスコルビン酸）	・コラーゲン合成　・抗酸化作用 ・抗がん　・免疫増強　・メラニン色素の生成抑制　・鉄の吸収に関与 ・喫煙者では消失が速い ・調理中に壊れやすい	100mg	野菜 果実 いも
ミネラル	カルシウム	・成人男子で，体内に約1kgあり，ほとんどは骨，歯に含まれている ・急激な低下で，手足に痙攣 ・血液凝固や神経伝達にも関与 ・不足すると骨粗鬆症，成長不良	男性：800mg 女性：650mg 耐容上限は2,500mg	牛乳 乳製品 小魚　貝 緑黄色野菜 大豆　海草
	マグネシウム	・成人に25g存在，その70％は骨に含まれ，骨の形成に関与 ・細胞膜の透過性，神経の興奮伝達にも関与	男性：340mg 女性：270mg	穀類 緑黄色野菜 小魚　貝　豆　海草
	リン	・体重の1％を占め，カルシウムと付いてリン酸カルシウムとなり，骨の硬さを決定 ・過剰摂取はカルシウムを体外に出す	男性：1,000mg 女性：800mg 耐容上限は3,000mg	肉　魚　卵 牛乳　穀類
	ナトリウム	・細胞外液に多く含まれ，pHや浸透圧の調整 ・取り過ぎると，神経の興奮や血圧上昇	食塩相当で 男性：7.5g未満 女性：6.5g未満	食塩 醤油，味噌など塩分を含むもの
	カリウム	・細胞内液や赤血球に多く，浸透圧に関与 ・筋肉，特に心筋の働きにも関与 ・ナトリウムの排泄を促す	男性：2,500mg 女性：2,000mg	野菜　果実 いも　海草 豆
	亜鉛	・細胞の増殖やたんぱく質合成に不可欠 ・膵臓のホルモン・インスリンにも含まれる ・不足すると味覚障害，成長障害など	男性：11mg 女性：8mg 耐容上限は男40,女35mg	穀物　豆 貝（特に牡蠣） レバー　海草
	鉄	・血液のヘモグロビンの成分で，酸素を運ぶ ・不足すると鉄欠乏性貧血 ・耐容上限は男性50mg，女性40mg	男性：7.5mg 女性：10.5mg （月経あり）	レバー　豆 緑黄色野菜 肉　魚　卵
食物繊維		・ヒトの消化酵素により分解されない食物成分 ・水溶性も不溶性もある ・便秘などの抑制	男性：21g以上 女性：18g以上	野菜　海草 果実　きのこ 乾物

（2）食事の組み立て

　表2-1には，各栄養素の摂取基準を示した。各個人の「真」の必要量を出すことは困難なため，厚生労働省は実験・調査の上，「日本人の食事摂取基準（2020年版）」を発表し，その中で，栄養素の不足及び過剰による健康障害や生活習慣病が統計的に出現しにくい栄養素の摂取基準（相対的な幅）を提供しており，表2-1はこれに基づくものである。（したがって，表2-1に示されている値は絶対的な数値ではなく，あくまでも確率論を基にした範囲（幅）であること―たとえ数値が1つしか示されていないものについても―を理解しておくことが肝要である）

　不足や過剰はある一定の摂取量を下回ったり，上回ったりすれば，必ず生ずるものではなく，摂取する人の条件などにより異なるものである。不足や過剰を断言はできないが，表2-1に示す値を目処とすることが確率的に適当であるといえるものである。

　また，表2-1では，エネルギー源となる糖質・脂質・たんぱく質の摂取基準にエネルギー比が採用されている。栄養のバランスを崩さずに，かつ，総エネ

ルギー量を調整できるようにしている。また，たんぱく質は男性：65 g，女性：50 gを摂取すればほぼ不足はないが，大切な栄養素として，エネルギー比20％までは十分に取れるよう，幅が設けられる。すなわち，必要なエネルギー量が2,650kcalの場合は130 gまで（2,650kcalの20％は530kcal，たんぱく質は1 g ＝4kcal，ゆえに，530kcalはたんぱく質130 g）となるので平均的な男子大学生のたんぱく質の摂取基準は65〜130 gとなる。平均的な女子大学生の摂取基準は50〜100 gとなる。この範囲内で，各個人の身体状況・生活状況などを考慮し，摂取量を調節することができる。また同一人の摂取量についても多い日もあれば，少ない日もあるのは当然といえよう。これは，たんぱく質に限らず，各栄養素についてもいえることである。

　習慣的に，表2-1の示す摂取基準のバランスに概ね沿った食生活を送ることを目指している。（各自のエネルギー必要量は第２節で計算法を取り上げる）

　ところで，表2-1にあるのは純粋な栄養素としての基準である。栄養士などの専門家が使用するには意味もあるが，私たちの日常の食生活にはあまり意味を持たせにくい。そこで，日常の食事の組み立てにあたっては，一つ一つの栄養素の摂取基準に見合う量を用いるより，それを満たす食品の組み合わせを覚えて，食事全体のバランスで捉えておくことの方が大切である。

　表2-3に，食事摂取基準に対応した食品構成例を参考に載せる。18〜69歳で１日のエネルギーが2,400kcalの場合の食品構成となっている。このような食品の組み合わせと量を摂取すれば，各栄養素を概ね過不足なく摂取できる。

　さらに表2-3を基に，この食品群に対応する食材の相当量＝食材適当量を示したのが表2-2である。平均的な大学生に必要な食事・食品構成のバランスをおおまかに学ぶための参考としてほしい。

　なお，摂取不足や摂取過剰による健康障害や生活習慣病は一夜にして起こるものではない。１食や１日の食事ではなく「習慣的」な食事が問題となる[3]。その意味で，この表2-2を使い，時々は食事のバランスを検討し，自らの食習慣を省みるようにしてほしい。表2-2を参考に食材を選び，１日３回の食事に分けて献立を作れば，食材の種類も多いことから，微量栄養素の不足もなく，またたんぱく質やその他のエネルギー源も適切な幅（範囲）に収まる。

　表2-2を基に食事を実際に組み立てる場合，まずは，当然のことながら，おいしく楽しい食事を念頭におくことが肝要であるが，その上で，いくつかの留意点を以下にまとめる。

・たんぱく質の供給源である肉，魚，卵，大豆製品には，ビタミンやミネラルも豊富に含まれていることから，一般的には基準量の範囲内で，不足の無いよう十分に摂取したい。

・エネルギーに占める脂質の割合は20〜30％が望ましいが，その点でも表2-2

表2-2　1日の食品摂取の構成・食材適当量（18〜69歳）

食　品	摂取量の目処	食材適当量	食材適当量の補足	食事の検討摂取状況記入欄
A）肉	90 g	肉料理の1人前	小ステーキの1枚程度	
B）魚	100 g	魚料理の1人前	中サイズの焼き魚1人前切り身1切れ	
C）卵	55 g	卵1個強		
D）豆	60 g	大豆製品の豆腐の3分の1丁	納豆小箱1個	
E）乳類	220 g	牛乳カップ1杯強	ヨーグルトで小2個	
F）海草	15 g	味噌汁の実くらい	酢の物少々	
G）緑黄色野菜にんじん，ピーマン，かぼちゃ，ほうれん草など	140 g	生で両手に1杯半強または生で中皿で1杯半強	人参10cm→100 gピーマン1個→30 g青菜お浸し小鉢→80 g	
H）その他の野菜レタス，キュウリ，白菜，キャベツなど	260 g	生で両手に2杯半強または生で中皿で2杯半強	刺身のツマ→30 g付け合わせ→50 gキュウリ20cm→100gキャベツ葉1枚→50g	
I）果実	150 g	リンゴの大きさで半分	いちご大10個みかん2個	
J）きのこ類	20 g	付け合わせ程度		
K）油	10 g	小さじ2.5杯	パンにバター→4 gドレッシング→4 g炒め物→10 g揚げ物→12 g	
L）穀類	470 g	ご飯中茶碗5〜6杯または6枚切食パン7枚	または麺4玉	
M）いも	60 g	卵大1個の大きさ		
N）砂糖	5 g	小さじ2杯弱		
O）菓子	25 g	小ケーキ2分の1		

　の食品の組み合わせと量を摂取すれば適切である。

・野菜は緑黄色野菜とその他の野菜をあわせて，1日に400 g必要であるが，全てを生野菜だけで摂取しようとすると嵩が大きくて食べきれない。煮たり茹でたりすれば，嵩が減って食べやすくなる。

・外食する場合は，一品料理（例：カレーライス，スパゲティー）よりは，定食を選ぶと種類豊富な食品を取ることができる。売られている惣菜を選ぶ場合も表2-2の食材構成を目安に，使われている食品の数がなるべく多くなるように，また量にも配慮する。外食やできあがった惣菜を選ぶ場合は，不足しがちな野菜類（特に緑黄色野菜）や乳類を意識的に補うように工夫する。

・朝・昼・夕の3食の各々に栄養素の種類と量を均等に配分することが理想ではあるが，現実には難しいかもしれない。1食を例えば，おにぎり等の軽食

にした場合は，あとの2食で多くの食品群を含むように献立を工夫しよう。

（3）自分の食事内容を検討してみよう

　表2-2を使い，昨日の自分の食生活の検討をしてみよう。

　表2-2の食生活の記録の欄（右端の空欄）に，次の要領で昨日の食生活について，◎・○・△・×印を記入する。表のA〜Oの食品について，昨日食べたものを思い出しながら，記入してみよう。

・ほとんど食べなかった　→×印　・食材適当量より少なく食べた→△印

・ほぼ食材適当量を食べた→○印　・食材適当量より多く食べた　→◎印

質問1）次の質問に答えてください。

・ほとんど食べなかった食品は何ですか。食品名を挙げてください。

　（食品名　　　　　　　　　　　　　　　　　　　　　　　　　　）

・食材適当量より少なく食べた食品は何ですか。食品名を挙げてください。

　（食品名　　　　　　　　　　　　　　　　　　　　　　　　　　）

・ほぼ食材適当量を食べた食品は何ですか。食品名を挙げてください。

　（食品名　　　　　　　　　　　　　　　　　　　　　　　　　　）

・食材適当量より多く食べた食品は何ですか。食品名を挙げてください。

　（食品名　　　　　　　　　　　　　　　　　　　　　　　　　　）

質問2）主として糖質となる食品（穀類・いも・砂糖・菓子）は合計して，どのくらい食べましたか。下の熱量の目安を参考に，昨日の糖質から取った熱量を計算してください。　　（昨日の糖質からの熱量→　　　　　　　　kcal）

・ご飯類（中茶碗1杯→200kcal，　どんぶり1杯→450kcal，カレーライスの1皿→400kcal，　おにぎり1個→200kcal，　餅1個→120kcal）

・パン類（6枚切り食パン1枚→160kcal，8枚切り食パン1枚→120kcal，　サンドウィッチ用食パン1枚→60kcal，　菓子パン1個→250kcal）

・各種麺類→350kcal

・菓子類（ケーキ1個→200kcal，饅頭1個→150kcal，飴玉1個→10kcal）

・砂糖（小さじ山盛り1杯→20kcal）

・各種いも類（卵大のいも→100 kcal）

質問3）食塩について，あなたの食習慣をお尋ねします。該当する項目に○印をつけてください。

（　　）味噌汁，清まし汁やスープなどの汁物を毎日，1.5杯以上飲む。

（　　）ラーメンやうどん等の麺類の汁は大体全部飲む。

（　　）どちらかといえば，濃い味が好きである。

（　　）味塩や食卓塩を食卓に置き，よく使う。

（　　）食べる前にまずは惣菜に醤油をかける。

（　　）漬物や佃煮が好きで，よく食べる。

表2-3　例示　18〜69歳の食品構成 (2,400kcal)

栄養素等摂取量平均値	摂取量	エネルギー	たんぱく質	脂質	炭水化物	食塩相当量	カリウム	カルシウム	鉄	ビタミンA	ビタミンB₁	ビタミンB₂	ビタミンC
	(g)	(kcal)	(g)	(g)	(g)	(g)	(mg)	(mg)	(mg)	(μgRE)	(mg)	(mg)	(mg)
穀類	570.0	1007.0	19.35	5.54	211.2	1.18	217.1	53.2	1.20	4.8	0.208	0.138	0.07
いも類	80.0	53.4	0.94	0.08	12.6	0.01	246.1	15.5	0.35	0.4	0.041	0.017	10.48
砂糖・甘味料類	5.0	18.8	0.00	0.00	4.9	0.00	0.9	0.2	0.01	0.0	0.000	0.000	0.01
種実類	5.0	25.0	0.88	2.01	1.2	0.00	26.9	24.9	0.25	0.3	0.016	0.009	0.15
野菜類 (計)	400.0	96.3	4.24	0.71	21.3	0.10	768.5	128.3	1.52	808.5	0.137	0.133	52.18
緑黄色野菜	140.0	40.1	2.06	0.31	8.6	0.04	366.3	62.0	0.83	782.9	0.065	0.085	26.86
その他の野菜	260.0	56.2	2.17	0.39	12.7	0.06	402.2	66.3	0.69	25.6	0.072	0.049	25.32
果実類	200.0	115.9	1.06	0.37	30.2	0.01	334.2	18.8	0.29	114.5	0.090	0.042	59.84
きのこ類	20.0	3.9	0.49	0.05	1.4	0.22	47.1	0.5	0.10	0.0	0.022	0.029	0.03
海藻類	15.0	3.5	0.44	0.06	1.2	0.22	66.7	14.5	0.30	29.4	0.008	0.019	1.12
主たんぱく質類 (計)	350.0	554.2	50.91	33.72	7.1	1.69	727.5	201.4	4.50	216.7	0.432	0.634	5.65
豆類	90.0	108.2	8.03	6.63	4.0	0.05	189.2	107.8	1.50	0.0	0.068	0.086	0.00
魚介類	110.0	164.6	21.07	7.10	2.5	1.08	304.0	58.1	1.17	45.8	0.098	0.171	1.23
肉類	90.0	190.5	14.11	13.92	0.5	0.35	156.8	4.8	0.74	84.9	0.230	0.136	4.43
卵類	60.0	91.0	7.69	6.07	0.2	0.20	77.5	30.7	1.09	86.0	0.036	0.241	0.00
乳類	220.0	166.9	8.28	8.65	13.7	0.37	327.8	271.0	0.12	80.7	0.082	0.335	1.63
油脂類	12.0	105.9	0.01	11.49	0.0	0.03	0.6	0.3	0.00	14.0	0.000	0.001	0.00
菓子類	30.0	101.1	1.87	3.50	15.5	0.15	50.5	15.4	0.27	19.3	0.023	0.039	0.91
嗜好飲料類	450.0	66.3	0.80	0.08	6.5	0.05	127.4	15.7	0.36	1.5	0.012	0.111	10.09
調味料・香辛料類	80.0	87.3	3.46	4.15	8.7	6.06	155.0	23.8	0.86	6.4	0.034	0.056	0.39
合計		2,405.6	92.7	70.4	335.5	9.9	3,096.4	783.4	10.1	1,296.4	1.1	1.6	142.5

(国立健康・栄養研究所監修，山本茂・由田克士編：日本人の食事摂取基準 (2005年版) の活用．第一出版，p.40，2005)

　自分の食生活を検討した結果はどうであったろうか。不足に注意を要する食品,取り過ぎに注意を要する食品について,次に示すので参考にしていただきたい。

○**不足に注意を要する食品**

① 魚や,肉,大豆,卵にはそれぞれ数多くの栄養素が含まれている。特にたんぱく質について考えてみると,この4種を取るのが理想ではあるが,例えば魚を取らない場合は豆腐や卵,肉を増量する。毎日,この4種のうち少なくとも2〜3種は取れるようにする。また,課外活動などで,激しいスポーツを行っている場合には増量することが必要である。

② 野菜,特に緑黄色野菜は不足しがちである。その他の野菜と合わせ,意識的に選ぶことが求められる。緑黄色野菜・その他の野菜を合わせ,1日数種類以上を取りたい。また,最近これらの野菜を市販の野菜ジュース類から取る学生も多いようである。不足を補うには便利であるが,その特性(例えば,加工の過程で食物繊維などが失われやすい。商品によってはサプリメント同様にビタミン類の添加されているものもある)を理解し,食事の補助としての利用としたい。

③ 果物も毎日の摂取が望ましいが,食べられない場合には,意識的にキュウリやレタスなどの生野菜の摂取を増やすようにする。

④ 乳類には,それぞれ良質のたんぱく質なども含まれているが,カルシウム摂取の点で考えると,牛乳カップ1杯強で,1日の基準量の約3分の1が摂取できる。カルシウム含有量でみると,プロセスチーズの厚さ2cmが牛乳カップ1杯に相当するので,牛乳が体質的に合わない場合などにはチーズの利用も考えたい。

⑤ 食事の検討で,「ほとんど取らなかった食品」の数が多かった場合は,たえカロリーやたんぱく質などを満たしていても,ミネラルやビタミンなどの不足が心配される。

○**取り過ぎに注意を要する食品**

① 油脂類や糖質となる食品(いずれも熱量となる)には,適当量を取ることが求められるが,取り過ぎには注意が必要である。摂取エネルギー量が多すぎるか少なすぎるかはBMIの値(第2節で各自のBMIの算出法を学ぶ)や体重の増減で,判断することが適当である。

② 食塩の1日の摂取量は男性:7.5g未満,女性:6.5g未満であることが求められる。塩分の取り過ぎと高血圧症などの発症の関係が指摘されているが,日本の食事は塩分過多になりがちである。例えば,普通の定食に食塩約5〜6gが含まれる。定食に付いている汁物には約1.5gが含まれることから,味噌汁などの汁物は1日に1杯までとするのが妥当であろう。ラーメンの汁などを全部飲みほすと約4gが摂取される。その他,質問3にあるような

食習慣があれば，是正することが求められる。

２．わが国の食生活の現状

（1）栄養摂取の状況－「日本人の食事摂取基準」に照らして－

　栄養素の働きや摂取基準を学び，各自の食生活について検討したことで，食事の組み立ての方法に関する理解も概ね進んだことと思われる。

　ところで，わが国の国民全体の栄養摂取に関する現状はどのようになっているのであろうか。前項で，各自自分の食生活の問題点を把握したことと思うが，そのなかには，わが国の食習慣や食文化の持つ特徴と無縁でないものもあろうかと考える。そこで，日本人の栄養摂取の現状に触れることとする。

　厚生労働省は毎年，国民健康・栄養調査（2002年までは国民栄養調査）を実施して，栄養・食生活の現状を調べている。また，5年ごとに食事摂取基準を改定し，2019年には「日本人の食事摂取基準」2020年版を発表している。

　この食事摂取基準に照らし，わが国の食生活の現状がどのようになっているか以下に触れる。

1）熱量（エネルギー）

　表2-4は2018（平成30）年の国民健康・栄養調査の結果である。20〜29歳の男性では2,120kcal,女性では1,704kcalを1日に摂取している。これは現在の多くの日本人の運動量には見合ったエネルギー量といえる。

　一方，前述したとおり，「日本人の食事摂取基準（2020年版）」では，20〜29歳では男性：2,650kcal，女性：2,000kcalを適量としている。この隔たりについて考えてみたい。「食事摂取基準」で基礎としているのは「1回30分以上の運動を週2回以上実施している日本人成人は，約30％程度である」[4] ことから，この人たちを「身体活動レベル：ふつう」とし，これを基にエネルギーの必要

表2-4　栄養素等摂取量　　　　　　1日当たり

性・年齢別／栄養素等別	男			女		
	総数	15〜19歳	20〜29歳	総数	15〜19歳	20〜29歳
調　査　人　数	3,260	143	211	3,666	134	217
エ ネ ル ギ ー kcal	2,120	2,527	2,230	1,704	1,820	1,643
た ん ぱ く 質 g	76.7	91.4	78.2	64.7	67.4	61.5
炭 水 化 物 g	278.0	340.9	292.7	227.4	237.3	212.5
食塩(ナトリウム×2.54/1000) g	10.5	10.9	10.8	9.0	8.8	8.8
カ リ ウ ム mg	2,386	2,437	2,160	2,205	1,934	1,830
カ ル シ ウ ム mg	514	523	452	497	424	384
鉄 mg	7.9	8.3	7.6	7.2	6.7	6.5
ビタミンA(レチノール当量) μgRE	534	539	482	505	420	414
ビ タ ミ ン B₁ mg	0.98	1.26	1.08	0.84	0.91	0.83
ビ タ ミ ン B₂ mg	1.22	1.34	1.19	1.11	1.02	0.96
ビ タ ミ ン C mg	93	80	75	97	67	71
脂 肪 エ ネ ル ギ ー 比 率 %	27.6	29.1	30.0	28.9	30.9	30.8
炭水化物エネルギー比率 %	57.8	56.5	55.8	55.9	54.1	54.1

（資料：厚生労働省，平成30年国民健康・栄養調査結果の概要，p.30〜p.31，2020）

量を提示しているためである。すなわち，厚生労働省は肥満や生活習慣病を予防するために，食事のエネルギー量を減らすのではなく，日常の運動を増やすことで，食事の量を確保することを推奨している。「運動不足」が国民の課題となっている。

またエネルギー構成比では，年々，糖質によるエネルギー摂取が減少し，脂質によるものが増えている。脂肪のエネルギー比はここ10年以上前から25%を超えるようになっているが，「食事摂取基準」では20～30%を適正としている。

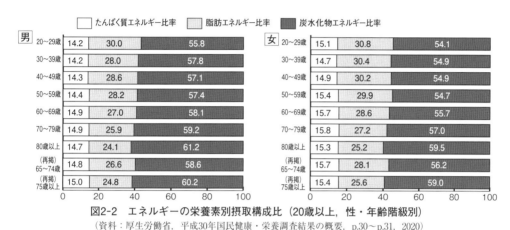

図2-2　エネルギーの栄養素別摂取構成比（20歳以上，性・年齢階級別）
（資料：厚生労働省，平成30年国民健康・栄養調査結果の概要，p.30～p.31，2020）

2）たんぱく質

2018（平成30）年国民健康・栄養調査（表2-4）では，20～29歳のたんぱく質摂取は男性：78.2g，女性：61.5gである。摂取基準は男性：65g～エネルギー比20%，女性：50g～エネルギー比20%である。適切な幅（範囲）に収まっている。動物性たんぱく質の占める割合は53.5%（男女計）となっている。

3）脂　　質

2018（平成30）年の状況（図2-2）は，20～29歳の脂肪エネルギー比は男性：30.0%，女性：30.4%である。摂取基準（20～30%）に照らして，男女とも30%を超えている。また，15～19歳では女子で，30%を超えている（表2-4）。

肥満，糖尿病，脂質異常症と脂質の多量摂取の関連が指摘されていることから，身体活動量・体重の推移などを含めて総合的に見る中で，この数値に着目していかなくてはならない。

4）糖　　質

同じく摂取エネルギーに占める糖質（炭水化物）の割合は男性：55.8%，女性54.1%であり，摂取基準は50～65%であることから，適正な摂取状況である。米からのエネルギー摂取比率は近年，一定の30%前後である。

5）ビタミン

2018（平成30）年国民健康・栄養調査（表2-4）の，ビタミンA，ビタミンB₁，

ビタミンB₂，ビタミンCは適切な摂取量となっている。

6）カルシウム

　骨は常に代謝しており，骨量の維持にはカルシウム摂取と運動習慣が不可欠である。2018（平成30）年国民健康・栄養調査（表2-4）では，男性全体：514mg，女性全体：497mg（20〜29歳男性：452mg，女性：384mg）の摂取であった。

　18〜29歳の男性では800mg，女性では650mgを摂取するのが望ましいが，上記のように，非常に不足している実態がある。

　このように，カルシウムは日本人全体で不足している栄養素であるが，各年齢層の中でも男女とも20〜29歳では摂取量が低くなっている。

　また，年齢層が40歳代を超えれば，特に女子では骨密度に個人差が顕著となる。その場合には当然，摂取量を調整してゆくことが必要となる。

7）鉄

　2018（平成30）年国民健康・栄養調査（表2-4）では，20〜29歳男性：7.6mg，女性：6.5mgであった。摂取基準は男性：7.5mg，女性：10.5mgである。この女性の摂取基準には月経のあることが考慮されている。また20歳代女性の鉄分不足，前述のカルシウム不足には，いわゆるダイエット志向との関係も指摘されている。

8）食　　塩

　食塩は取り過ぎが問題となるが，2018（平成30）国民健康・栄養調査（表2-4）では，男性全体：10.5g，女性全体：9.0gであった。摂取基準は男性：7.5g未満，女性：6.5g未満となっている。摂取基準の男女の値に差があるのは上記のように女性は成人の各年齢層において1日の摂取量が男性より1〜2g低いので，当面の実現が可能な目標量がそれぞれに設けられた[6]ためである。高血圧症と食塩摂取量の関係が指摘されている。塩分を減らすことが引き続き求められている。

（2）食事行動の変化

　わが国では，人々がどのように食事をするかの食行動にも，年々変化が認められる。あなたは1日に何回食事をしますか？　どのような食品を選びますか？　食事の時刻や要する時間は？　誰と一緒に食事をしますか？　どこで食事をしますか？　など，様々な食行動があるが，ここでは国民健康・栄養調査などからうかがえる食行動の変化のいくつかについて触れる。

1）欠　　食

　図2-3は欠食について示したものである。朝食の欠食率は20歳代で最も高く，男性30.6％，女性23.6％である。朝食の欠食は必要な栄養素の不足をもたらすことに加え，特に午前中の勉強や仕事の能率を低下させることは，既に学

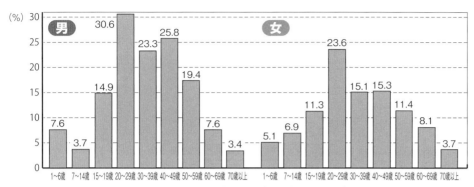

図2-3　朝食の欠食率（性・年齢階級別）
（資料：厚生労働省，平成29年国民健康・栄養調査報告，p.90，2018）

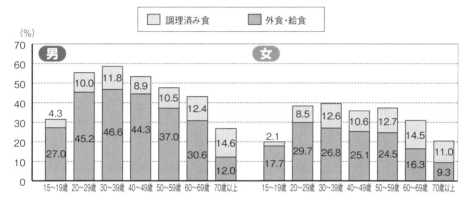

図2-4　昼食の外食率（性・年齢階級別）
（資料：厚生労働省，平成29年国民健康・栄養調査報告，p.90，2018）

んだ糖質などの栄養素の働きから鑑み，理解できることであろう。また，朝食を取ることにより，爽やかな目覚めがもたらされ，ひいては夜の良い睡眠を確保できることについては，心の健康・睡眠リズム障害の中でも後述する。朝食用に簡便な食品も最近は出回っている。とりあえず，欠食を防ぐ努力をしよう。

2）外　　　食

　昼食の外食率を示したのが図2-4である。男性では20～50歳で半数が昼食を外食もしくは調理済み食で済ませている。女性では，20～30歳代で40％近くおり高率である。

　また，外食の頻度が高い人ほど，野菜の摂取量が少ないことが，国民栄養調査（2000年）から明らかになっている（図2-5）。その他，一般的に，外食は味付けが濃かったり，脂質が多くなりがちである。加工食品を含めて，外食を全く利用しない生活は稀になりつつある現在では，食に関する知識を確かなものとし，また外食の長所・短所を良く理解して，賢く選ぶこと，そして不足分を上手に補う工夫が必要といえよう。

　なお，最近では外食に，熱量や栄養素の量が表示されることが多くなってい

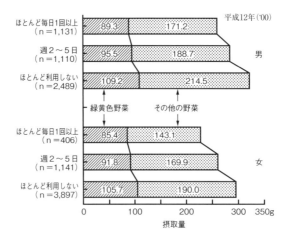

平成12年('00)

図2-5　外食の利用頻度別にみた野菜摂取量

資料　厚生労働省「平成12年国民栄養調査」
　　　（厚生統計協会編：国民衛生の動向2002年，厚生統計協会，p.97，2002)

表2-5　外食一覧表

	料理名	熱量(kcal)	たんぱく質(g)		料理名	熱量(kcal)	たんぱく質(g)
定食	ランチ定食〔ごはん／ハンバーグ／エビフライ／ポテトサラダ／スパゲティ／キャベツ／トマト〕	872	27.1	寿司	握り寿司〔寿司めし／いか／まぐろ／ひらめ／あなご／卵／えび／かんぴょう〕	460	25.9
	ハンバーグ定食〔ごはん／みそ汁／ハンバーグステーキ／漬物〕	1,010	34.2		ちらし寿司〔寿司めし／干ししいたけ／かんぴょう／しらす干し／あなご／にんじん／れんこん／さやいんげん／卵／でんぶ〕	528	19.2
	ポークソテー定食〔ごはん／みそ汁／ポークソテー／漬物〕	801	26.5		茶巾寿司(2個)	580	23.1
	モーニングセット〔食パン／ゆで卵／コーヒー〕	505	16.4		いなり寿司(4個)	622	17.1
ごはん物	親子丼	589	21.7		太巻き	525	15.1
	天丼	673	22.7		お新香巻き	408	7.9
	うな丼	688	24.6	パン	ミックスサンド	366	12.2
	牛丼	547	18.4		カツサンド	715	20.0
	カツ丼	1,015	31.2		ピッツァ	511	17.1
	カレーライス	796	18.0		ホットドッグ	352	8.9
	チキンライス	700	15.5		ハンバーガー	542	19.6
	チャーハン	846	18.7	和風	焼きとり	157	17.5
	オムライス	870	24.9		すき焼き	601	36.1
	エビピラフ	505	14.3		おでん	369	28.7
めん類	かけそば	338	12.8		かきフライ	462	12.7
	かけうどん	252	6.9		あじフライ	289	16.0
	ざるそば	338	12.8		えびフライ	391	16.8
	きしめん	403	11.9	お惣菜 洋風	豚肉のしょうが焼き	324	14.6
	きつねそば	379	14.8		豚カツ(ヒレ)	386	21.6
	たぬきそば	418	13.5		豚カツ(ロース)	530	17.6
	天ぷらそば	577	28.0		ハンバーグステーキ	583	23.1
	天ぷらうどん	491	22.1		クリームコロッケ	502	12.7
	おかめうどん	345	15.9		ビーフステーキ(もも)	413	34.9
	カレーうどん	405	13.1		ビーフステーキ(霜降り)	779	26.7
	鍋焼きうどん	453	22.5		ビーフシチュー	377	17.1
	ラーメン	494	19.2	中華	酢豚	396	16.3
	チャーシューメン	523	23.1		ギョーザ	475	11.9
	五目焼きそば(軟)	774	24.1		シューマイ	235	11.3
	五目焼きそば(硬)	826	21.6		春巻き	441	17.3
	冷やし中華	626	19.6		麻婆豆腐	323	17.7
	マカロニグラタン	548	17.1		中華丼	641	21.4
	スパゲティ・ミートソース	552	21.7		八宝菜	249	14.1
	スパゲティ・ナポリタン	501	14.3		レバーにら炒め	282	14.3

（井上修二・宗像伸子ら，肥満症テキスト，南江堂，p.77，1996)

る。これらを参考にして食事を選択するように心掛ければ，自ずと知識も増え，食物に対する選択眼も養われよう。一般的な外食での熱量・たんぱく質量を表2-5 に示したので，参考にしてほしい。

3）孤　　食

個人個人のライフスタイルの多様化などから，家族が全員揃って食卓を囲む機会が減少しており，独りで食べる「孤食」といわれる現象が増えているといわれる。子供たちの食行動についての調査（日本スポーツ振興センター「児童生徒の食生活実態調査」，対象は小・中学生）の朝食と夕食の家族との共食状況を図2−6に示した。食事は何を食べるかばかりでなく，話をしながら，楽しく食事することの意味，食文化を伝承し

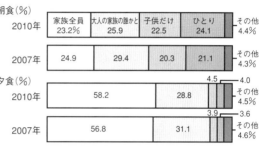

図2-6　家族との共食の状況
（資料：日本スポーツ振興センター，平成22年度児童生徒の食生活実態調査，p.316-317，2011）

たり，マナーを学ぶ意味など多くのことを含んでいる点でも大切にしたい。

3．健康志向と健康食品

高まる一方の健康志向やダイエット志向など，健康食品といわれるものへの期待が高まっている。しかし，「健康食品」という名称を不思議に思ったり，違和感を抱く者も多いのではないだろうか。そもそも食品というものはどれも有用であるはずのものを，わざわざ「健康食品」と銘打っているのである。実は日本ばかりでなく，諸外国でも「健康食品」には，はっきりとした定義はなく，メーカー側が呼び始め，使用し続けている名称である。

食品衛生法では，「食品とは，全ての飲食物をいう。ただし，医薬品医療機器等法に規定する医薬品，医薬部外品及び再生医療等製品は，これを含まない」（第4条）とし，口に入るもので，薬品でないものは食品として扱っている。

しかし，健康食品は食品と銘打ちながら，私たちの目には食品でないように見えるものも多い。例えば，薬のように身体への効果に期待感を持たせていたり，形状も錠剤，カプセル，粉末等々，薬品を思わせるものがあり，用法や用量も薬に似ているものがある。また，味覚の点でも，あまり美味しくなく，薬に似た味のものも多いように感じられる。このように食品には見えにくい健康食品ではあるが，製造から販売まで，医薬品医療機器等法の管理下に置かれている医薬品とは異なり，「食品」であるが故に，特別な制限は受けないのである。

しかし，近年，健康食品への期待に反し，様々な健康被害の報告も認められるようになったことから，効果の科学的根拠や副作用についての検討を急ぐ必

サプリメント

　Dietary-Supplementはわが国では「健康食品」「健康補助食品」「サプリメント」などと訳されている。サプリメントは補助の意。

医薬品医療機器等法

　2014年に，薬剤等の法律である「薬事法」が改正・改称され，「医薬品，医療機器等の品質，有効性及び安全性の確保等に関する法律」となった。略称「医薬品医療機器等法」である。

要に迫られることとなった。そこで，厚生労働省では，これらの食品の中から，効能などが科学的に認められたものについて整理し，消費者に知らせて，理解を促してきた。2009（平成21）年9月，消費者庁設置により，食品表示制度に関する業務は厚生労働省から消費者庁に移管された。以下は，いわば国による「お墨付き」を得ている健康食品であり，消費者庁が有用性などに関して，許可基準に見合うかの個別審査を行っている。

（1）消費者庁認可の健康食品の種類

1）保健機能食品

　これらの食品により，例えば，過剰摂取等による健康被害が起こらないように，厚生労働省は2001（平成13）年保健機能食品制度を発足させ，栄養成分量，摂取上の注意事項，1日当たりの摂取目安量等の表示が義務づけられている。この保健機能食品には以下の3種類がある。

a．特定保健用食品（通称・トクホ）（許可性）

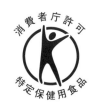

特定保健用食品の
認定マーク

　通常はトクホと呼ばれ，扱われている。販売されている特定保健用食品には，容器に認定マークが付いているので，商品を求める際には確認すると良いであろう。むし歯や生活習慣病の予防効果が期待される食品で，例えば，乳酸菌飲料，オリゴ糖，食物繊維，キシリトールガムなどがある。2019（令和元）年12月現在，1,073品目が許可されている。栄養成分含有表示，保健用途の表示，注意喚起表示がなされることになっている。

　また，2005（平成17）年には，有効性の科学的根拠のレベルには届かないものの，一定の有効性を確認できる食品について，限定的な科学的根拠であるということを条件として許可する「条件付き特定保健用食品」を創設した。

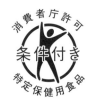

条件付き特定保健
用食品のマーク

b．栄養機能食品（任意性）

　食生活の乱れなどで不足しがちな栄養成分（ビタミン・ミネラル）を補給できるものである。栄養成分含有表示，栄養機能表示，注意喚起表示がなされることになっている。

c．機能性表示食品（届出制）

特別用途食品の認
定マーク（特定保
健用食品を除く）

　2015（平成27）年度より，保健機能食品に新たに機能性表示食品が加えられた。これは，国の定めるルールに基づき，事業者が食品の安全性と機能性に関する化学的根拠となるデータを消費者庁に届け出て機能性の表示を行うものである。

2）特別用途食品

JHFAの認定マーク

　病者，妊産婦，授乳婦，乳児，高齢者などに用いる食品で，その表示については内閣総理大臣（消費者庁）の許可制となっている。商品の容器には認定マークが付いており，例えば，低たんぱく質食品，高齢者用のえん下困難者用食品，乳児用の調製粉乳などがある。

一方，以上の消費者庁認定の健康食品とは別に，業界においては，(財)日本健康・栄養食品協会が健康食品に関する情報の収集や調査研究，公衆衛生の見地からの自主的な規格基準の策定(69品目)等を行い，基準に適合したものには認定マーク(JHFA)を表示させ，消費者の適切な健康食品の選択を助けている。

（2）健康食品の使い方—基本はバランスの取れた過不足ない食事である—

（1）で取り上げたような効能などを，消費者庁が認可しているものは，いわゆる健康食品全体の一部との見方もあり，インターネットや海外旅行先で，外国製の健康食品を入手し，健康被害に遭うといった症例も報道されている。先に述べたように，健康食品の法律上の定義はないので，いわゆる健康食品の範疇に入る食品は多岐にわたる。しかし，効能などについて国が「お墨付き」を与えているのは，特定保健用食品，栄養機能食品，機能性表示食品，特別用途食品などの決められた商品であることを認識し，購入する際の目安とすることが必要であろう。特に「がんに効く」「飲めばやせる」などの効能をうたったものには警戒しなければならない。

前述したように，基本は，バランスの取れた過不足のない食事である。食生活を大切にすることなくして，健康食品を使用することは，厳に慎まなければならない。例えば，「ビタミン，ミネラルはサプリメントから取っているから，朝食は抜いている」などという学生を見かけることがある。既に学んだように，ビタミン，ミネラルは他の3大栄養素と組み合わさって作用するものが多いので，食事をとらなければ意味がない。

また，ビタミン，ミネラルなどの健康食品は野菜代わりにはならない。私たちに必要な微量栄養素は数十種にも及ぶ。当然のことながら，健康食品からは，そのラベルに表示されている栄養素以外は口に入ってこないが，野菜にはそれぞれ，何種類もの微量栄養素が含まれているのである。

さらに，食事からの摂取では心配は不要であるが，健康食品からビタミン，ミネラルを摂取する場合には，取り過ぎによる「過剰症」を考慮し，用法や用量を適切に守ることが大切である。

しかしながら，食事を大切にしたいと望みながらも，時に多忙を極め，これらの健康食品に頼らざるをえないといった状態に陥るのも，また現実というものであろう。その場合には，食事の基本を踏まえた上で，また上記の健康食品によってもたらされるかもしれない不都合を良く認識したうえで，用法・用量などを守り，賢く活用することも現代人にとっては，必要なスキルといえるであろう。

4．食行動における選択

現代社会では，また学生時代は特に，家族全員で手作りの，しかも皿数も充実した食卓を囲むということは，なかなか難しいことかもしれない。家族と，友人

乳酸菌・オリゴ糖・食物繊維
ビフィズス菌などの乳酸菌は，乳酸やその他の有機酸を生成するので，その繁殖により，腸内容物のpHが酸性に傾く結果，有害な物質であるアンモニアやアミンを産生する悪玉菌の繁殖が抑制されるなどいくつかの長所を有する。また腸内で乳酸菌が増えるように乳酸菌の食餌となる食物繊維や難消化性のオリゴ糖を含む食事をとることは意義がある[7]。

サプリメントなどによる「過剰症」
サプリメントからの摂取には「過剰症」への配慮が必要。例えば，ビタミンA過剰症では「脳圧亢進」「骨障害」「妊婦での胎児の奇形」などの症状が見られる。ビタミンAに限らず，耐容上限の設けられている物質では，特に用量を守ることが求められる。また，最近出現したサプリメントを中心に，過剰症が懸念されながらも未だその作用が未解明なために耐容上限設定に至っていない物質もある。すなわち，いずれのサプリメントでも取り過ぎは避けなければならない。

と，独りで，そして手作りを，外食を，加工食品をと，様々な組み合わせの食事風景が考えられよう。必ず，こうでなければと，とらわれることなく，柔軟に考えるほうが現実的かもしれない。

　しかしながら，学生時代は自立への準備の時，生活習慣を形成する大切な時期である。食生活の基本を理解し，自分で意識的に献立を組み立てて，調理する，あるいは適切なバランスや量の加工食品を選ぶといった生活を心掛け，良い食習慣を積む努力をしたい。それには，自分で調理する技術を男性・女性にかかわらず，身につけることも大切である。何種類かの簡単な料理ができるようになれば，自ずと食物についての知識が増え，食材や外食を選ぶ眼も養われよう。例えば，ウィークデーは外食が多くても，休日だけでも簡単な料理をつくり，1週間の生活のなかで，不足がちであった野菜類も意識的に食べることなど，実現できそうなことから始めよう。

　また，経済的に逼迫した自炊生活を行っている者も少なくないであろう。各自の食事の検討を行うと，油脂と糖質しか摂取していないなど，決定的に栄養の不足している学生を見かけることがある。若さにまかせて，一時的には凌げてしまう年代であることがかえって危険である。健康のための出費は優先順位の上位でなければならない。食費のための予算をまもり，「主食（ご飯など）＋主菜（肉・魚・卵・大豆製品）＋副菜（野菜など）」の型を基本に，安くて簡単な食事を工夫しよう。

　私たちの身体は結局のところ，食べ物からつくられる。何を食べるか，どのような食事をするかは，私たちの心身を決定する。食べ方は生き方であるともいえるのである。私たちはよく「食事をいただく」と言ったり，「食事を済ませる」と言ったりする。忙しい学生生活ではあるが，食事は済ませるものではなく，心身をつくる大切なものである。食事を丁寧に考え，おいしく楽しい食卓を心がけてゆきたい。また，健康食品の項でも触れたように，詳しくは食の安全の項（第4章環境と健康）でも後述するように，食品や食材について，消費者として，正しい情報を集め冷静に選択できる力を養ってゆくことも重要である。それには日常の生活のなかで，日頃からテレビや新聞，雑誌などの情報にも関心を寄せつづけることである。

▍2.　日常生活活動

1．エネルギー必要量の算定

　私たちは，朝起きてから夜寝るまで，また眠っているときに，どのくらいのエネルギーを使っているのだろうか。1日の生活活動に使うエネルギーを，私

たちは糖質，脂質，たんぱく質を含む食品を摂取することにより獲得しており，平均的体重で，身体活動レベルが普通レベルの18〜29歳では，男で2,650kcal，女で2,000kcalのエネルギー摂取が必要である。

しかし，1日の活動は生活の中にスポーツを取り入れているか，よく歩くかなどの活動内容とその活動時間により異なるので，同じ年齢，同じ性でも人それぞれである。したがって，日常生活活動に必要なエネルギーも人それぞれということになる。ここではまず，各自の1日当たりのエネルギー必要量の算定方法について学ぶこととする。

　　　　エネルギー必要量＝1日の基礎代謝量×生活活動強度指数

　　　　　ただし，生活活動強度指数＝ΣAf・T/1,440分

　　　　　ここでは，Af：動作強度（Activity factor：基礎代謝量の倍数)*

　　　　　　　　　T：各種生活動作の時間（分）

　　　上記の算定式について，つぎの（1）〜（3）で，順を追って解説する。

（1）基礎代謝量

　心臓の働きや呼吸，体内の物質の化学変化など身体の諸機能が作用するには必ずエネルギーを必要とする。このような生命を維持する上で必要な最小のエネルギー量を基礎代謝量という。体重当たりの基礎代謝量は乳幼児が最も高く20歳代では約半分以下に低下する。子供では細胞活性が高く，身体は小さくてもエネルギー要求が高いので，食物不足の影響は成人より深刻である。

　性・年齢階層別基礎代謝基準値を表2-6に示すので，各自の基礎代謝量を計算してみよう。

　例1） M.G.さん（20歳，男，学生，体重65kg）の基礎代謝量

　　1日の基礎代謝量＝性・年齢階層別基礎代謝基準値×体重

　　　　　　　　　　＝23.7×65≒1,540kcal

　あなたの基礎代謝量　→　（　　　　　　　　　kcal）

*「日本人の食事摂取基準（2010年版）」以降は，Afではなく，メッツ（METs）値（座位安静時代謝数の倍数）が，身体活動強度の指数として用いられているが，ここでは，計算のしやすさを考慮し，従来とおりAfに基づき記述をした。なお，メッツ値×1.1≒Afの関係が成り立つ。

表2-6　性・年齢階層別基礎代謝基準値と基礎代謝量

性別	男　性			女　性		
年齢	基礎代謝基準値(kcal/kg体重/日)	参照体重(kg)	基礎代謝量(kcal/日)	基礎代謝基準値(kcal/kg体重/日)	参照体重(kg)	基礎代謝量(kcal/日)
1〜 2（歳）	61.0	11.5	700	59.7	11.0	660
3〜 5（歳）	54.8	16.5	900	52.2	16.1	840
6〜 7（歳）	44.3	22.2	980	41.9	21.9	920
8〜 9（歳）	40.8	28.0	1,140	38.3	27.4	1,050
10〜11（歳）	37.4	35.6	1,330	34.8	36.3	1,260
12〜14（歳）	31.0	49.0	1,520	29.6	47.5	1,410
15〜17（歳）	27.0	59.7	1,610	25.3	51.9	1,310
18〜29（歳）	23.7	64.5	1,530	22.1	50.3	1,110
30〜49（歳）	22.5	68.1	1,530	21.9	53.0	1,160
50〜64（歳）	21.8	68.0	1,480	20.7	53.8	1,110
65〜74（歳）	21.6	65.0	1,400	20.7	52.1	1,080
75以上（歳）	21.5	59.6	1,280	20.7	48.8	1,010

（厚生労働省：「日本人の食事摂取基準（2020年版）」策定検討会報告書，p.74，2019）

（2）生活活動強度指数

　　私たちが1日24時間をずっと安静に過ごすとすると，1日のエネルギー必要量は基礎代謝量だけということになる。例に挙げたM.G.さんの場合は，1,560kcalで，1日を過ごせることになる。

　　しかし，通常私たちは1日24時間（1,440分）のうちには，様々な活動を行っており，その活動強度により，必要なエネルギー量も変わってくる。

　　あなたの生活活動強度指数を例2を参照し，算出してみよう。

　　なお，表2-8に日常生活の動作強度（Af）の目安を示した。

例2） M.G.さんの生活活動強度指数の算出（表2-7）

　　なお，表2-7は簡略に計算した例であるが，M.G.さんの1日の生活時間調査の詳細（分単位による）とそれに基づく生活活動強度指数の算出表（表2-14）をp.39に載せた。詳細に算出する場合に活用していただきたい。

　　また，表2-7は表2-14の生活時間調査結果（詳細に算出の例）を簡単にまとめたものである。

あなたの生活活動強度指数 $= \Sigma \mathrm{Af} \cdot \mathrm{T}/1{,}440分 =$

表2-7　生活活動時間調査整理表（簡易な方法）

生活時間	時間（分）	動作強度（Af）	分×Af
〈安静〉1日合計して約何時間眠っていたと思いますか	7×60=420	1.0	420
〈座位〉1日合計して約何時間座っていたと思いますか	4×60=240	1.5	360
〈立位〉1日合計して約何時間立っていたと思いますか	7.5×60=450	1.5	675
〈低強度〉1日合計して約何時間，ゆっくりした歩行や低強度の運動をしたと思いますか	4×60=240	2.5	600
〈中強度〉1日合計して約何時間,速歩や中強度の運動をしたと思いますか	0.5×60=30	4.5	135
〈高強度〉授業,余暇時間に筋運動など高強度の運動は何時間したと思いますか	1×60=60	7.5	450
合　　計	1,440		2,640

生活活動強度指数＝（Σ Af ×分）÷1,440＝2,640÷1,440≒1.833≒1.8

上表作成の際の留意点・座ってテレビや読書は＜座位＞に
　　　　　　　　　　　　・食事，炊事，身の回り，授業を受けるなどは＜立位＞に
　　　　　　　　　　　　・電車で立つ，掃除機による掃除，洗濯機による洗濯は＜低強度＞に
　　　　　　　　　　　　・詳細は表2-8を参照のこと

（健康・栄養情報研究会編：第六次改定日本人の栄養所要量・食事摂取基準の活用，第一出版，p.33，2002より作成）

表2-8　日常の生活活動における強度の目安

活動の種類	Activity factor
睡眠	1.0
座位または立位の静的な活動	1.1～1.9
座位	
休息・談話（電話を含む）	1.3※
読む・書く・見る・聴く（テレビ・ラジオ・読書等を含む）	1.3※
デスクワーク	1.3※
談話（立位）	1.4※
食事	1.6
身支度（身の回りのこと：洗面，着替え，化粧など）	1.7
裁縫	1.7
生花・茶の湯・麻雀・楽器演奏など	1.7
自動車の運転	1.7
ゆっくりした歩行や家事など低強度の活動	2.0～2.9
乗物（電車・バス・立位）	2.2
ゆっくりした歩行（買物・散歩）　45m/分	2.7
洗濯（電気洗濯機）	2.4
アイロンかけ	2.7
炊事（準備・片づけ）	2.8
掃除（電気掃除機）	2.9
長時間持続可能な運動・労働など中強度の活動	3.0～5.9
家庭菜園・草むしり	3.2
ゲードボール	3.2
普通歩行（通勤・買物・犬の散歩）　71m/分	3.3
はきそうじ	3.4
洗濯物を干す	3.4
子どもと遊ぶ	3.5
入浴	3.5
自転車（普通の速さ）	3.8
育児（背負って歩く）	4.2
急ぎ足（通勤・買物）　95m/分	4.7
階段の昇り降り	4.6
サイクリング（時速10km）	3.4
ボーリング	3.7
ソフトボール	
投手	4.2
野手	3.2
キャッチボール	4.2
ゴルフ	4.2
ダンス（軽い）	4.2
ハイキング（平地）	4.2
体操（ラジオ・テレビ体操程度）	4.7
洗車	4.7
エアロビックダンス	5.2
頻繁に休みが必要な運動・労働など高強度の活動	6.0～
布団の上げ下ろし	6.0
荷物の積み下ろし	6～10
ダンス（活発な）	6.2
ボート・カヌー	6.2
テニス・バレーボール・バドミントン	7.2
雪上スキー（滑降）	7.2
ジョギング（120m/分）	7.2
登山	7.2
柔道・剣道	7.2
サッカー・ラグビー・バスケットボールなど	8.2
スケート（アイス・ローラー）	8.2
水泳（平泳ぎ　流す）	11.2
縄跳び（60～70回/分）	9.2
ジョギング（160m/分）	9.7
筋力トレーニング（平均）	10.8
ランニング（200m/分）	13.2

Activity factor：基礎代謝量の倍数で表したエネルギー消費量
　エネルギー代謝率（Relative Metabolic Rate）から計算
　　エネルギー代謝率＝（活動時の代謝量－安静時の代謝量）／基礎代謝量
　　安静時の代謝量は，食事による熱産生の影響が残った状態で，覚醒時に座位にて測定。
　　　→基礎代謝量の1.2倍とし，エネルギー代謝率＋1.2として計算
ただし，※のついた値は，ヒューマンカロリメータ内での実測値（田中，未発表）

（国立健康・栄養研究所監修，山本茂・由田克士編：日本人の食事摂取基準（2005年版）の活用，第一出版，p.19，2005）

（3）自分のエネルギー必要量を算出してみよう

　（1）と（2）では，それぞれ基礎代謝量と生活活動強度指数を算出した。これをもとに，あなたの1日のエネルギー必要量を計算してみよう。M.G.さんのエネルギー必要量を例3に示す。

　例3）M.G.さんのエネルギー必要量

　1日の基礎代謝量＝1,540kcal（（1）で算出）

　生活活動強度指数＝1.8（（2）で算出，表2-7参照）

　エネルギー必要量＝1,540×1.8＝2,772kcal

あなたの

エネルギー必要量＝1日の基礎代謝量×生活活動強度指数＝　　　　　　kcal

（4）生活活動強度についての検討

　あなたの1日のエネルギー必要量はどのくらいであったろうか。日常生活の活動強度が大きければ，必要なエネルギー量も大きくなり，したがってそれを食事により確保しなければならない。表2-9は身体活動レベル（活動強度）の区分である。身体活動レベルふつう・Ⅱ・（指数1.75）とは，「1回30分以上の運動を週2日以上実施する成人」の活動程度[4]をいう。現在の国民の活動量はこのレベルに達していない者も多い。しかし，前述したように，厚生労働省は肥満や生活習慣病を予防するために，食事の量を減らすのではなく国民の身体活動レベルを増やすことにより，充実した食事を確保することを目指している。あなたの生活活動強度指数はいくつであったろうか。高校時代に比し，体育の授業が減っている分，適度な活動量を確保できているのは案外少数かもしれない。各自，検討し活動量の調整をしよう。

　このように，生活活動強度指数は活動量把握の手がかりとして利用できる指標であることが理解できたことと思う。

2．運動習慣の必要性

　前項では，各自の生活活動強度やエネルギー必要量を算出したが，活動不足はなかったろうか。

　私たちは消費エネルギーに見合う摂取エネルギーを食事から得ていれば，体重の増減はなく，身体に不都合は起こらないと考えがちである。しかし，少ない消費エネルギーに合わせて取る食事は自ずと食物の総量が少なくなり，それに伴い，自ずと食品数も少なくなりがちなことから，微量栄養素の不足などが起こる。そこで，これらも含め運動習慣の効用と消費エネルギーを増やすための運動について，触れることとする。

（1）運動習慣に期待されること

　一般的な運動習慣の効用をまとめると，つぎのようになる。

廃用症候群
　運動が不足する状態。例えば長期間ベッドに寝たままで身体を動かさないでいると，筋肉が弱くなったり，もろくなったり，関節が拘縮したりするばかりでなく，内臓器官にも影響を及ぼす。これらの症状は身体を使わない（廃用）ことによって生ずることから廃用症候群と呼ばれる[8]。

表2-9　身体活動レベル別にみた活動内容と活動時間の代表例（15〜69歳）[1]

身体活動レベル[2]	低い（㊙）	ふつう（㊙）	高い（㊙）
	1.50 （1.40〜1.60）	1.75 （1.60〜1.90）	2.00 （1.90〜2.20）
日常生活の内容	生活の大部分が座位で，静的な活動が中心の場合	座位中心の仕事だが，職場内での移動や立位での作業・接客等，あるいは通勤・買物・家事，軽いスポーツ等のいずれかを含む場合	移動や立位の多い仕事への従事者。あるいは，スポーツなど余暇における活発な運動習慣をもっている場合
睡眠（1.0）	8	7〜8	7
座位または立位の静的な活動（1.5：1.1〜1.9）	13〜14	11〜12	10
ゆっくりした歩行や家事など低強度の活動（2.5：2.0〜2.9）	1〜2	3	3〜4
長時間持続可能な運動・労働など中強度の活動（普通歩行を含む）（4.5：3.0〜5.9）	1	2	3
頻繁に休みが必要な運動・労働など高強度の活動（7.0：6.0以上）	0	0	0〜1

（個々の活動の分類（時間／日）[3]）

[1] Blackを参考に，特に身体活動レベル（PAL）に及ぼす職業の影響が大きいことを考慮して作成。
[2] 代表値。（　）内はおよその範囲。
[3]（　）内は，activity factor（Af：各身体活動における単位時間当たりの強度を示す値。基礎代謝の倍数で表す）（代表値：下限〜上限）
（厚生労働省策定：日本人の食事摂取基準(2005年版)，第一出版，p.35，2005）

① 楽しさや爽快感を得て，気分転換を図ることができ，夜の良い睡眠も確保される。
② エネルギーの出納バランスを保ち，肥満を防ぐ。
③ 身体活動の低下に起因する疾病を防ぐ。さらに心肺機能などを高めることにより，身体の予備力を増す。
④ エネルギー摂取の低下に伴って生ずる栄養素，特に微量栄養素の摂取不足を防ぐ。

（2）消費エネルギーを増やすには（付加運動）

　身体活動レベルを少し引き上げるためには，日常生活のなかに，あまり無理せずに取り込める運動習慣を各自の生活スタイルや好みに合わせ，付加することが求められる。付加運動のエネルギー消費量の目安（20〜29歳）を表2-10に示した。急ぎ足で，1時間歩行すれば，200kcal前後のエネルギー消費が期待されることがわかる。また，よく「1日に1万歩を歩くように」といわれるが，日本人の歩幅は男性で平均70〜80cm，女性で60〜70cm程度であることから，1万歩は男性で歩行距離7〜8km，女性で6〜7kmとなり，200〜300kcal

表2-10 付加運動のエネルギー消費量（20〜29歳男女の概算値） （k cal/時）

日常生活活動と運動の種類	男		女	
	体重60kg	体重70kg	体重50kg	体重60kg
ゆっくりした歩行（買物，散歩）	90	105	70	90
家庭菜園，草むしり	120	140	100	120
普通歩行（通勤，買物）	130	150	100	120
自転車（普通の速さ）	160	180	130	150
急ぎ足（通勤，買物）	210	250	170	210
階段昇降	280	320	220	270
ゲートボール	120	140	100	120
バレーボール（9人制）	130	150	100	120
日本舞踊（春雨）	130	150	100	120
ボーリング	150	180	120	150
ソフトボール	150	180	120	150
野球	160	190	130	160
キャッチボール	180	210	150	180
ゴルフ（平地）	180	210	150	180
ダンス　軽い	180	210	150	180
活発な	300	350	240	290
サイクリング（時速10km）	200	240	170	200
ラジオ・テレビ体操	210	250	170	210
日本民謡の踊り（秋田音頭など）	240	280	200	230
エアロビックダンス	240	280	200	230
ハイキング（平地）	180	210	150	180
ピンポン	300	350	240	290
ゴルフ（丘陵）	300	350	240	290
ボート，カヌー	300	350	240	290
テニス	360	420	290	350
雪上スキー（滑降）	360	420	290	350
（クロスカントリー）	540	630	440	530
水上スキー	360	420	290	350
バレーボール	360	420	290	350
バドミントン	360	420	290	350
ジョギング（120m/分）	360	420	290	350
登山	360	420	290	350
柔道，剣道	360	420	290	350
サッカー，ラグビー，バスケットボールなど	420	490	340	410
スケート（アイス，ローラー）	420	490	340	410
水泳 遠泳	480	560	390	470
横泳 軽く50mを	480	560	390	470
平泳 流す	600	700	490	590
クロール	1,200	1,400	980	1,170
縄とび（60〜70回/分）	480	560	390	470
ジョギング（160m/分）	510	600	420	500
筋力トレーニング（平均）	580	670	470	560
日本民謡の踊り（阿波踊りなど）	720	840	590	700
ランニング（200m/分）	720	840	590	700

注）ここに示した付加運動によるエネルギー消費量は安静時代謝量を含まないため，運動による純粋な
エネルギー消費量と考えてよい。

（健康・栄養情報研究会編：第六次改定日本人の栄養所要量・食事摂取基準の活用，第一出版，p.18，2002）

表2-11　健康づくりのための運動所要量

年齢階級	1週間の 合計運動時間	（目標心拍数 拍/分）
20代	180分	（130）
30代	170分	（125）
40代	160分	（120）
50代	150分	（115）
60代	140分	（110）

注）目標心拍数は，安静時心拍数がおおむね70拍/
分である平均的な人が50％に相当する強度の運動
をした場合の心拍数を示すものである。

資料:厚生省:健康づくりのための運動所要量,1989
（厚生労働省策定:日本人の食事摂取基準（2005年版），
第一出版，付録xiii，2005）

のエネルギー消費となる[9]。このような歩行や，自転車に乗ること，家の中での
ダンベル体操など，気軽に取り組めることから始めてみよう。

3．適正体重を維持するには

　健康維持のために，適正な体重を維持することはたいへん重要である。身体
的成長を完了した成人では，消費エネルギーに対して，摂取エネルギーが多い
分だけ，体内に脂肪が蓄積され，しばしば肥満に関連した疾病も発症する。ま
た一方，若い女性には根強い「やせ願望」も見受けられ，極度のやせが体調不
良を引き起こすことにもなりかねない。健康に過ごすための適正体重，ウエイ
トコントロールの方法などについて理解を深めたい。

（1）肥満の判定―自分のBMIを算出してみよう―

　単に，体重の大きいことが肥満ではなく，体脂肪量が増え，脂肪が体重に占
める割合が基準以上になることを肥満と定義する。体重に占める要素は具体的
には脂肪と筋肉であるが，単に体重だけに着目すると，トレーニングを積んで
筋肉（骨格筋）の発達しているものも肥満ということになってしまう。スポー
ツ選手のなかには，体重は大きいが，体脂肪率は低いという例がしばしば見受
けられる。

　しかしながら，現状ではいつでもどこででも，容易に正しく体脂肪率を測定
することは難しい。そこで，体重と身長から算出されるBMI（Body Mass
Index）も肥満の判定に便利に使われている。現在，日本の医療現場では，体
脂肪率とBMIの2つの値から肥満の判定を行っている。

　表2-12に，体脂肪率およびBMIによる判定基準を示した。

　BMIの算出方法を参考に自分のBMIを計算してみよう。

あなたのBMI　BMI＝体重[kg]÷（身長[m]×身長[m]）＝

表2-12　体脂肪率とBMI

①**体脂肪率**　　身体が持っている電気抵抗（インピーダンス）を測定するのが現在
　　　　　　　　最も一般的な測定法。インピーダンスは電流を通しやすい筋肉量が
　　　　　　　　増えると下がり，電気抵抗のある脂肪量が増えると上がる。

	適正	軽度の肥満	肥満	極度の肥満
男性	14〜23%	25〜30%	30〜35%	35%〜
女性	17〜27%	30〜35%	35〜40%	40%〜

②**BMI（Body Mass Index）**　標準体重（健康体重）＝身長$(m)^2$×22

　　　　　　BMI＝体重[kg]÷（身長[m]×身長[m]）

　　　　　　適正BMI値は22（最も病気になりにくい値）

やせ	適正	肥満
<18.5	18.5≦〜<25	25≦

（日本肥満学会）

（2）肥満と病気

　肥満が様々な生活習慣病の成因に関係することは，すでに「第1章健康について」で述べたとおりである。1997（平成9）年に日本肥満学会と旧厚生省が，全国の30歳以上の成人約15万人を対象に行った共同調査では，病気の合併が一番少ないBMI＝22の人に比べてBMI＝25になると高血圧症，高中性脂肪血症，低HDLコレステロール血症の危険性が2倍になることがわかった。同様に，BMIが27になると糖尿病の危険度が2倍，BMIが29になると高コレステロール血症の危険度が2倍に上昇することが報告されている[10]。

　高血圧症，糖尿病，高脂血症（血中中性脂肪・コレステロールが高い状態）及び喫煙の要因を重ねて持っていると心筋梗塞などの発症の危険性が増すことは第1章に詳述があるので，参照されたい。

（3）女子学生のやせ願望

　女子学生のなかには，BMIや体脂肪率が適正な範囲にありながら，美容のために，今よりスリムになりたいと思っている者も多いようである。厚生労働省による国民健康・栄養調査（2018年）では，20〜29歳の女性の19.8%がBMI18.5未満の「やせ」である。また，10歳代女性のやせが増加している。

　日本の女優のBMIの平均が19，モデルのそれは18といわれる[11]。このようなモデル体重に近づきたいと，いわゆるダイエットを行い，努力してまでやせることは，自らが進んで「不健康」を選び取っているといえる。

　このような女子学生のやせ願望は，現在テレビや雑誌などのマスメディアに引っ張られる形で流行しているようにも思われるが，願望に留まらずに，実際に極度な食事制限を行えば，様々な健康障害を生ずる。カルシウムや鉄分，たんぱく質などの栄養素の不足から，鉄欠乏性貧血，骨粗鬆症，肌荒れなどが起こったり，体脂肪の減少から，月経が止まったりする。女性ホルモンは，ある程度ふくよかに体脂肪が整っている条件下で，正常に分泌される。思春期以降の女性が体脂肪を適度に備えることは，将来の母性への準備ととらえることができるのである。また，いわゆるダイエットが引き金となり，摂食障害が引き起こされることがあることも認識しておかなければならない。

（4）ウエイトコントロールの方法

　まず自分に，本当にウエイトコントロールが必要か否かを判断することが出発点である。10歳代，20歳代の女性では，やせた者が多く，むしろやせ過ぎが問題となっていることは既に述べたとおりである。一方，男性では20歳代で，BMI 25以上の者は26.8%，30歳代では32.0%と増え，様々な生活習慣病やその予備軍となることが懸念される（表2-13）。

　自分のBMIを算出した結果はどうであったろうか。健康のためのウエイトコントロールであることを確認することから始めよう。

表2-13　BMIの区分による肥満，普通体重，低体重の者の割合（2017年）

	18.5未満	18.5以上 25未満	25以上
男　総数	4.4%	65.9%	29.7%
15〜19歳	13.0	77.8	9.3
20〜29	9.1	64.0	26.8
30〜39	3.6	64.4	32.0
40〜49	1.6	63.1	35.3
50〜59	2.9	65.4	31.7
60〜69	4.2	61.8	34.1
70歳以上	4.6	69.7	25.7
女　総数	10.5	68.2	21.2
15〜19歳	17.3	76.4	6.4
20〜29	21.7	72.6	5.7
30〜39	13.4	72.4	14.2
40〜49	10.6	72.0	17.4
50〜59	10.1	67.7	22.2
60〜69	7.1	67.1	25.8
70歳以上	9.3	64.2	26.5

注　肥満度の判定:BMI(Body Mass Index)を用いて判定
BMIは「体重kg／(身長m)^2」により算出
BMI＜18.5　低体重（やせ）
18.5≦BMI＜25　普通体重（正常）
BMI≧25　肥満
（日本肥満学会肥満症診断基準検討委員会，2000年）

（資料:厚生労働省，平成29年国民健康・栄養調査報告，p.105，2018）

1）消費エネルギーと摂取エネルギーの見直し

食事からの摂取エネルギーが消費エネルギーを超えれば，その余剰分のエネルギーは体脂肪として，蓄積される。食べ過ぎがないか，摂取エネルギーを見直そう。ただし，たくさんの食品数を確保し，栄養不足が起こらないようにすることを忘れてはならない。それには，運動量を増やし，必要な熱量を増やすことによって，ある程度の食事の総量を確保しなければならないことは，既に述べたとおりである。食材の種類は多く，例えば揚げ物より焼き物にするなどの調理法を工夫して，摂取熱量を適正にするなど，食事内容の見直しと共に，運動不足がないかの見直しを行わなければならない。

2）運動は有酸素運動と筋肉トレーニングの組み合わせで

食事だけによる減量は，いわゆるリバウンドを繰り返す可能性があると考えられる。一般に，体脂肪を燃やすためには，歩行や軽いジョギングなどの有酸素運動が有効であることは周知のとおりである。この有酸素運動にさらに，軽い筋肉トレーニング（室内で，短時間にできるダンベル体操や腹筋体操など）が加わると，なお効果が上がる。基礎代謝量は筋肉量に比例するといわれている。

ある程度，筋肉を維持する努力をしないと，減量により，脂肪も減るが同時に筋肉も減ってしまい，以前より太りやすくなるのである。これが食事だけで行うウエイトコントロールでは，いわゆるリバウンドを起こしやすいといわれる原因となっている（図2-7）。

体脂肪を燃やすための有酸素運動と筋肉を維持するための簡単な筋肉トレーニングを組み合わせることが必要である。なお，最近の研究では，1回の有酸素運動は5〜10分程度の短時間でも1日何回か行えば有効との結果を得ているという。

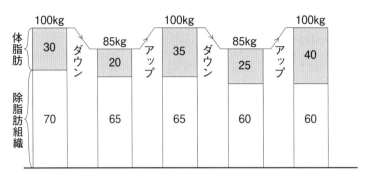

図2-7　ウエイト・サイクリング

（大野誠：肥満対策，健康管理　通巻551号，保健文化社，p.14，2000）

3）食事に関する行動の修正を

　食事に関する自分の行動を顧みて，その中に肥満に結びつく行動があれば，修正するという方法である。

① 毎日の食事内容，間食，飲み物などを簡単にノートに付けてみるだけで，自覚していない行動，例えば思いの外，間食が多いことなどに気付かされる。

② 食欲の仕組を理解し，「はや食い」や，少ない咀嚼回数などの行動を修正する。私たちの食欲は脳の視床下部にある満腹中枢（摂食を抑制）と空腹中枢（摂食を促進）によりコントロールされているが，食物摂取開始後に起こる胃壁の膨満感や，血中ぶどう糖の上昇のサインで，満腹中枢が働き始めるのは，通常食事開始後の15〜20分といわれる。この間，はや食いせずに，ゆっくり咀嚼し，15〜20分が経過すれば，すでに過度な食欲はおさまっているはずである。

③ 朝食抜きなど，1日の食事回数を減らす人が増えていることは，既に述べたとおりであるが，1日の摂取エネルギー量が同じであれば，食事回数は1日3回より，2回の方が太りやすい。私たちの身体は飢餓状態に備えるようにできており，欠食して空腹になっている場合，脂肪合成に働くインスリンというホルモンの分泌量が増え，脂肪合成が効率よく進む。

④ 夜食や夜遅い食事は太りやすい。私たちの自律神経には日内リズムがあり，夜は副交感神経の働きが活発になるので，消化吸収が進む。また，同一人においてのインスリン分泌も朝食時より，夜の方が分泌量が多くなるともいわれ[13]，脂肪合成が進みやすい。

4）ウエイトコントロールとレプチン

　以上，ウエイトコントロールの方法を述べた。エネルギーの出納バランスを取り，健康的にやせるには，理に適った無理のない方法を取らなければならない。

　また近年，体脂肪の増減に関与するレプチンというホルモンの存在が明らかになっている。

食事回数とインスリン
　食事回数を減らし，1回に多くの食事を摂取するとインスリン分泌量が多くなり，体内でエネルギー配分に変化が生じる。インスリンは血中からの脂肪を分解し，脂肪細胞に入りやすくする。また，インスリンは脂肪細胞の中の脂肪の分解を抑制し，脂肪細胞にエネルギーを蓄積しやすくする[12]。

脂肪はほとんど，脂肪細胞に蓄えられるが，脂肪が増えると，脂肪細胞でレプチンというホルモンが分泌され，脳の視床下部に働きかけ，食欲をおとす。しかし，脂肪細胞に基準を過ぎた量の脂肪がたまると，レプチン分泌量が増え過ぎ，脳に混乱をきたすことになるのである。即ち，本来のいわばストッパーとしての機能が停止する形になるため，人は食べつづける結果となる。太り過ぎている人はこのような悪循環に陥っているわけで，食事量や運動量の調整を行い，適正体重に近づければ，［脂肪細胞に脂肪蓄積→脂肪細胞で適量のレプチン分泌→視床下部の中枢に働きかける→食欲をおとす］の流れが回復する。

身体の本来のリズムを取り戻すために，つまり，レプチンの分泌量を正常に戻すために，肥満者ではウエイトコントロールが不可欠であることが理解できよう。

脂肪細胞の数と大きさ
脂肪は体内の脂肪細胞に蓄えられる。肥満には，脂肪細胞の数は正常だがそのサイズが肥大したもの，サイズは正常だが数が増加したもの，その両者が混合したものがある。脂肪細胞の数が増殖する時期は妊娠末期の胎児期，生後1年以内の乳児期及び思春期に集中するといわれる。中年太りには脂肪細胞の大きさが肥大したものが多いようである[14]。

〈参考〉　　　表2-14　生活時間調査整理表・生活活動強度指数の算出表

氏名	M.G.	性別	男	年齢	20 歳	職業	学生
身長	170cm	体重	65kg	xx 年 yy 月 zz 日		調べ	

	生活活動		時間（分）	動作強度（Af）	時間 × Af
生理活動	睡眠		420	1.0	420×1.0 = 420
	食事		90	1.6	90×1.6 = 144
	身の回り（身支度・洗面・便所）		60	1.7	60×1.7 = 102
	入浴		30	3.5	30×3.5 = 105
	小計		600		771
家事	炊事		40	2.8	40×2.8 = 112
	掃除（電気掃除機）		20	2.9	20×2.9 = 58
	小計		60		170
学校	通学（普通歩行）		60	2.7	60×2.7 = 162
	（電車・バスで立つ）		100	2.2	100×2.2 = 220
	机上学習（記帳・機器）		360	1.3	360×1.3 = 468
	（普通歩行）		30	2.7	30×2.7 = 81
	（座位談話等）		60	1.3	60×1.3 = 78
	小計		610		1,009
アルバイト	通勤				
	机上事務				
	小計				
余暇	娯楽（テレビ）		40	1.3	40×1.3 = 52
	（座位談話）		60	1.3	60×1.3 = 78
	スポーツ（テニス）		60	7.2	60×7.2 = 432
	（ダンベル体操）		10	10.8	10×10.8 = 108
	小計		170		670
	1 日合計		1,440		771+170+1,009+670 = 2,620

生活活動強度指数＝（Σ時間×Af）÷1,440 ＝ 2,620÷1,440 ≒ 1.81 ≒ 1.8

なお，M.G.君の1日の基礎代謝量は体重65kg，男性，20歳なので，23.7×65≒1,540kcal
1日のエネルギー必要量＝1日の基礎代謝量×生活活動強度指数
　　　　　　　　　　　＝1,540kcal×1.8＝2,772kcal

（健康・栄養情報研究会編：第六次改定日本人の栄養所要量・食事摂取基準の活用，第一出版，p.16，2002より作成）

■3. 睡　　眠

1．睡眠について

　睡眠はなぜ必要なのか。睡眠とはどういう状態を指すのか。「睡眠は，人間や動物の内部的な必要から発生する，意識水準の一次的な低下現象である。これに加えて，必ず覚醒可能なこと，という条件をつけておくことにする。」と定義されている[15]。催眠や昏睡は，この定義により睡眠とは区別される。意識水準が低くなると眠気が生じ，さらに低下すると睡眠に至る(図2-8)。ヒトの脳波は意識水準に対応して変化し，覚醒状態では興奮時にベータ（β）波が出現し，安静時はアルファ（α）波，入眠期にはシータ（θ）波，深い睡眠ではデルタ（δ）波が現れる(図2-9)。

（1）ノンレム睡眠とレム睡眠

　睡眠には，ノンレム睡眠とレム睡眠の2種類があり，ノンレム睡眠は4段階に区別されている。眠りにつくと，段階1から4までのノンレム睡眠が現れ，

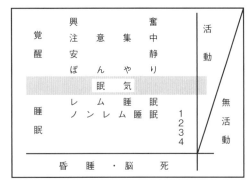

図2-8　状態および意識水準と眠気

（井上昌次郎：脳と睡眠，共立出版，p.17，1989）

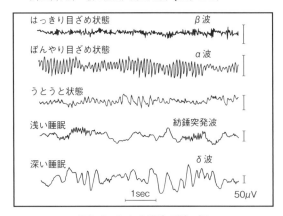

図2-9　ヒトの脳波の種々相

（真島英信：生理学，文光堂，p.185，2002）

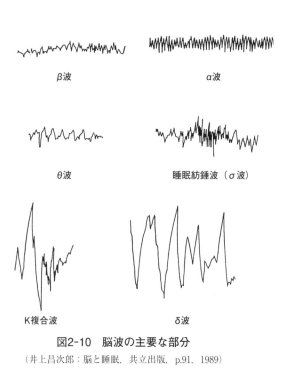

図2-10　脳波の主要な部分

（井上昌次郎：脳と睡眠，共立出版，p.91，1989）

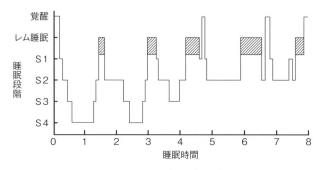

図2-11　一夜の睡眠の経過図
（堀忠雄編：不眠，同朋舎，p.10，1988）

やがて眠りは浅くなりレム睡眠へ移行する。レム睡眠はノンレム睡眠と約90分の間隔で交代し，一晩に４〜５回くりかえされる。

　ノンレム睡眠は，大脳の休息している状態と考えられ，眠りの深さによって４段階に分けられる。段階１（S1）では，アルファ波にかわってシータ波が出現し，入眠期と呼ばれる状態である。段階２（S2）では睡眠紡錘波（シグマ（σ）波）とK複合波が出現し呼吸は規則正しくなる。段階３，４（S3，S4）ではデルタ波が出現し，徐波睡眠（slow wave sleep）と呼ぶことが多い。外からの刺激に反応しにくい最も深い眠りとされている。

　レム睡眠は，身体は眠っているのに，脳の活動を完全に抑えていない眠りと考えられる。脳波パターンは段階１と同様であるが，覚醒中に起こる急速眼球運動（rapid eye movement, REM）がみられる。この特徴からレム睡眠と呼ばれ，レムのみられない睡眠をノンレム睡眠と呼んでいる。レム睡眠では血圧，呼吸などの調節が乱れ，また夢を見ることが多いとされている。

　睡眠中は，ノンレム睡眠とレム睡眠が交互に起こるが，ノンレム睡眠のなかでも深い眠りの徐波睡眠は前半に集中している。レム睡眠は朝方に持続時間が長くなる特徴があり，目覚めの準備と考えられる（図2-11）。

（2）睡　眠　時　間

　睡眠時間がどれくらい必要かは個人差が大きく，年齢によっても異なっている。加齢に伴い，平均睡眠時間は減少し，レム睡眠の総睡眠時間に対する比率も減少していく（図2-12）。

　健康のためには８時間の睡眠が必要だといわれているが，これには医学的根拠はなく，単に１日（24時間）の３分の１，または多くの人の睡眠時間が６〜９時間であることからでた平均的な睡眠時間とされている。睡眠時間には個人差が大きく，３〜４時間の睡眠で日常生活に支障のない人もいれば，10時間以上の睡眠が必要な人もいる。６時間以下の睡眠の人を短時間睡眠者，９時間以上を長時間睡眠者という。短時間睡眠者としてはナポレオン一世，エジソン，

REMとSEM

　眼球運動の速度は，意識水準と関係があり，緊張した状態ではREMが連続する。入眠期にはゆっくりとした眼球運動（slow eye movement, SEM）がみられる。

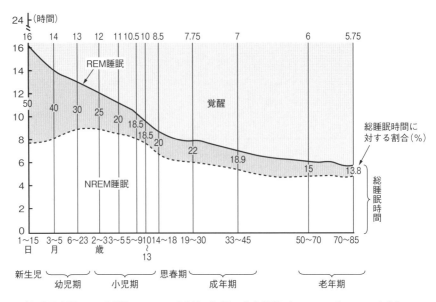

図2-12　総睡眠時間，レム睡眠，ノンレム睡眠の加齢に伴う推移（Roffwargら，1966より）

（松下正明編：臨床精神医学講座13　睡眠障害，中山書店，p.39，1999）

　　長時間睡眠者としてはアインシュタインが有名である。

　　必要な睡眠時間は個人によって異なるので，現在の睡眠時間で十分かどうか
を検討してみよう。朝の目覚めが良く，日中眠気に悩まされないのであれば，
十分な睡眠時間であると考えられる。また，休日の睡眠時間が，平日より著し
く長い場合には，平日の睡眠時間が不足している可能性がある。

表2-15　健康づくりのための睡眠指針2014

第1条　良い睡眠で，からだもこころも健康に 　良い睡眠で，からだの健康づくり 　良い睡眠で，こころの健康づくり 　良い睡眠で，事故防止 **第2条　適度な運動，しっかり朝食，ねむりとめざめ 　　　　のメリハリを** 　定期的な運動や規則正しい食生活は良い睡眠をもたらす 　朝食はからだとこころのめざめに重要 　睡眠薬代わりの寝酒は睡眠を悪くする 　就寝前の喫煙やカフェイン摂取を避ける **第3条　良い睡眠は，生活習慣病予防につながります** 　睡眠不足や不眠は生活習慣病の危険を高める 　睡眠時無呼吸は生活習慣病の原因になる 　肥満は睡眠時無呼吸のもと **第4条　睡眠による休養感は，こころの健康に重要です** 　眠れない，睡眠による休養感が得られない場合，こころの 　　SOSの場合あり 　睡眠による休養感がなく，日中もつらい場合，うつ病の可 　能性も **第5条　年齢や季節に応じて，ひるまの眠気で困らな 　　　　い程度の睡眠を** 　必要な睡眠時間は人それぞれ 　睡眠時間は加齢で徐々に短縮 　年をとると朝型化男性でより顕著 　日中の眠気で困らない程度の自然な睡眠が一番 **第6条　良い睡眠のためには，環境づくりも重要です** 　自分にあったリラックス法が眠りへの心身の準備となる 　自分の睡眠に適した環境づくり	**第7条　若年世代は夜更かし避けて，体内時計のリズ 　　　　ムを保つ** 　子どもには規則正しい生活を 　休日に遅くまで寝床で過ごすと夜型化を促進 　朝目が覚めたら日光を取り入れる 　夜更かしは睡眠を悪くする **第8条　勤労世代の疲労回復・能率アップに，毎日十 　　　　分な睡眠を** 　日中の眠気が睡眠不足のサイン 　睡眠不足は結果的に仕事の能率を低下させる 　睡眠不足が蓄積すると回復に時間がかかる 　午後の短い昼寝で眠気をやり過ごし能率改善 **第9条　熟年世代は朝晩メリハリ，ひるまに適度な運 　　　　動で良い睡眠** 　寝床で長く過ごしすぎると熟睡感が減る 　年齢にあった睡眠時間を大きく超えない習慣を 　適度な運動は睡眠を促進 **第10条　眠くなってから寝床に入り，起きる時刻は 　　　　　遅らせない** 　眠たくなってから寝床に就く，就床時刻にこだわりすぎない 　眠ろうとする意気込みが頭を冴えさせ寝つきを悪くする 　眠りが浅いときは，むしろ積極的に遅寝・早起きに **第11条　いつもと違う睡眠には，要注意** 　睡眠中の激しいいびき・呼吸停止，手足のぴくつき・むず 　　むず感や歯ぎしりは要注意 　眠っても日中の眠気や居眠りで困っている場合は専門家に相談 **第12条　眠れない，その苦しみをかかえずに，専門 　　　　　家に相談を** 　専門家に相談することが第一歩 　薬剤は専門家の指示で使用

（厚生労働省：健康づくりのための睡眠指針2014，2014）

　深い眠りである徐波睡眠（ノンレム睡眠段階３，４）は，前に述べたように睡眠の前半３〜４時間に集中して現れる。したがって，床につく前にはリラックスして，睡眠に適切な環境（寝具，温度，光，音ほか）を整えることが必要になる。快適な睡眠のための12箇条は表2-15に示す通りである。

２．睡 眠 障 害

　睡眠障害には多くの種類があり，過眠・不眠などの睡眠異常，概日リズム睡眠障害，夢遊症などの睡眠時随伴症，精神障害に伴う睡眠障害などがある。睡眠障害は，睡眠が量的，質的に障害された状態であり，日常生活に支障を来すことが多い。ここでは睡眠障害の中でも頻度の高い不眠と過眠について述べ，睡眠リズム障害については「５．こころの健康」で述べる。

（1）不　　　　眠

　不眠の型には，入眠障害，中途覚醒，早朝覚醒，熟眠障害がある。これらの訴えのどれかが週２回以上ある状態が１ヶ月以上続き，社会生活に支障を来す場合は不眠症と考えられる。疼痛，発熱，ストレス，不安などが原因で，これらの不眠の型のいずれか，あるいはいくつかが一時的にみられ，「眠れない」という訴えになることがあっても，少なくとも１ヶ月以上持続しなければ不眠症とはいえない。

1）入 眠 障 害

　寝つきが悪く，入眠に時間を要する型で，不眠の中で最も頻度が高い。入眠障害を特徴とするものに，むずむず脚症候群（restless legs syndrome）がある。これは入眠時や中途覚醒時に両下肢や足底部に「むずむず感」が現れ，入眠障害を起こすものである。下肢の運動により不快感は改善するが，再び眠りにつくと現れる。

2）中 途 覚 醒

　夜中に目が覚めやすく，一晩に２回以上目が覚める型で，中途覚醒後になかなか眠れない再入眠障害も含まれる。中途覚醒を訴えるものとしては，睡眠時無呼吸症候群（sleep apnea syndrome）がある。睡眠中に無呼吸が起こり覚醒するため睡眠が分断される。高齢者で頻度が高い睡眠障害である。

3）早 朝 覚 醒

　朝早く目覚めすぎる型である。午前５時以前の覚醒が多い。内因性うつ病に伴う不眠に特徴的である。また，高齢者では，生体リズムが実際の時間よりも前進しているために早く覚醒すると考えられている。

4）熟 眠 障 害

　ぐっすり眠ったという満足感の得られない型である。日中の眠気が認められない場合は，睡眠状態誤認の可能性がある。

5）不眠の原因

　不眠の原因には，疼痛，発熱，痒み，喘息などの身体的原因（Physical），時差ぼけのような生理学的原因（Physiologic），ストレスなどの心理学的原因（Psychologic），アルコール症やうつ病などの精神医学的原因（Psychiatric），アルコール，カフェイン，ニコチン等の薬理学的原因（Pharmacologic）がある。

　不眠の原因には，騒音，室温，湿度，採光など環境に由来するものもある。睡眠に影響を与える環境因は多いので（図2-13），睡眠にふさわしい環境をつくることは不眠の予防にもなると思われる。

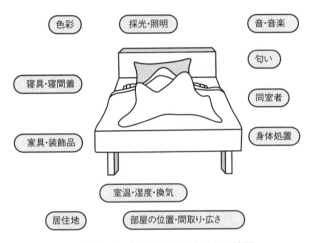

色彩　採光・照明　音・音楽

匂い

寝具・寝間着　同室者

身体処置

家具・装飾品

室温・湿度・換気

居住地　部屋の位置・間取り・広さ

図2-13　睡眠に影響を与える環境因

(松下正明編：臨床精神医学講座13　睡眠障害，中山書店，p.63，1999)

（2）過　　眠

　昼間の覚醒中に起こる過剰な眠気と，総睡眠時間の延長に分けられる。昼間の過剰な眠気が毎日繰り返し，持続する場合は過眠症と考えられる。

　睡眠時無呼吸症候群やむずむず脚症候群では，夜間の不眠の結果，日中の眠気を来す。一方，夜間の睡眠時間が十分確保されていても，昼間の過剰な眠気を訴える過眠症があり，代表的なものはナルコレプシーである。ナルコレプシーでは日中の過度の眠気が数年間にわたって持続する。さらに，起きていなければならない状況で，強い眠気が起こり眠ってしまう睡眠発作が起こる。日中に情動脱力発作（cataplexy）が出現する。これは強い感情の動きにより，全身あるいは一部の力が突然脱けてしまう発作で，瞬間的で意識ははっきりしている。睡眠中には，入眠時幻覚と睡眠麻痺（いわゆる金縛り）がしばしばみられる。入眠時幻覚（入眠時に生々しい現実感を伴った鮮明な夢をみること），睡眠麻痺は健常者でも20％くらいの頻度で経験されており，ナルコレプシー患

睡眠麻痺(sleep paralysis)
　全身の脱力のため，金縛り状態になり，身動きができず声も出ない状態。入眠時に多い。

者でもこれらがない場合が20％程度あり，特異的な症状とはいえない[16]。

■4．健康関連行動

　日本の健康増進にかかわる取り組みとして「国民健康づくり対策」がある。「健康づくりは，国民一人ひとりが『自分の健康は自分で守る』という自覚を持つことが基本であり，行政はそれを支援するために，国民の多様な健康ニーズに対応しつつ，地域に密着した保健サービスを提供する体制を整備していく必要がある」との観点から，この対策では様々な施策が行われてきた。1978(昭和53)年から始まった健康づくり対策は，2000(平成12)年には第3次対策である「21世紀における国民健康づくり運動（健康日本21）」として，2010(平成22)年を目途とした目標等を設定して実施された。2011(平成23)年3月からはこの対策の評価が行われ，9分野の全指標80項目のうち再掲を除いた59項目において，約6割で一定の改善がみられた。この結果を受けて，2013(平成25)年度より「健康日本21（第2次）」が始められ，2018(平成30)年には中間評価が発表されている。本節では，現在あるいは将来の健康にとって重要な位置を占める健康関連行動として，喫煙と飲酒，また近年濫用が社会問題として顕在化している薬物について取り上げる。

1．喫　　　煙

　たばこが肺がんの発生に大きく関係していることはよく知られている。しかし多くの研究から，たばこは肺がん以外の多くのがんにも関係していることが報告されている。さらには，虚血性心疾患，脳血管疾患，慢性閉塞性肺疾患（COPD）などの非感染性疾患（Non Communicable Diseases：NCDs）（図2-14），歯周疾患などの多くの疾患の発生や，低出生体重児や流産・早産など妊娠に関連した問題についても喫煙が危険因子であることが，多くの研究結果から得られている（図2-14）。受動喫煙も，虚血性心疾患，肺がん，乳幼児の喘息や呼吸器感染症，乳幼児突然死症候群（SIDS）等の原因であり，たばこは受動喫煙などの短期間の少量曝露によっても健康被害が生じる。

　特に近年では，長期の喫煙によってもたらされるCOPDの発生や死亡が注目され（図2-15），WHOは緊急のたばこ対策等を行わなかった場合，COPDによる死亡は今後10年間に30％増加し，2030年には死亡順位が3位になると推定している。日本でも，COPDによる死亡数は増加傾向にあり，2018(平成30)年には，男性では死亡順位8位になっている。COPDの原因の90％はたばこ煙によっており，また喫煙者の20％がCOPDを発症するとされる。COPDの発症予防と進行の阻止は禁煙によって可能であり，早期に禁煙するほど有効性は高い。

　日本の喫煙率は2018年で男性29.0％，女性8.1％，計17.8％と減少傾向がみられるものの減少はわずかであり，また諸外国と比べて高い水準である（図2-16）。年齢別では，男性の30〜60歳代で高い（図2-17）。過去のたばこによる長期的な健康影響と急速な高齢化により，たばこ関連疾患による死亡数は増加しており，2010（平成22）年での年間死亡数119万人のうち喫煙者本人の喫煙による超過死亡数は12〜13万人，受動喫煙による超過死亡数は約6,800人と推定されている。

　これに対し，WHOは，５月31日を「世界禁煙デー」として，毎年テーマを決めてたばこ対策の推進を呼びかけている。日本では，2005（平成17）年２月に「たばこの規制に関する世界保健機関枠組条約」に批准し，そのガイドライ

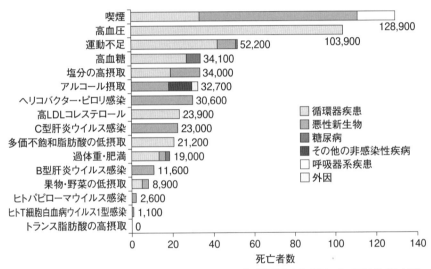

図2-14　2007年のわが国における危険因子に関連する非感染性疾患と外因による死亡数（男女計）
(Ikeda N, et al : PLoS Med. 2012 : 9(1): e 1001160)

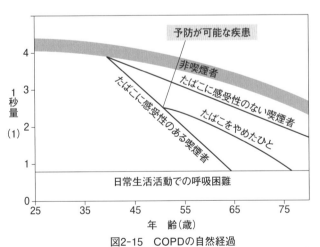

図2-15　COPDの自然経過
(Fletcher et. al. The natural history of chronic airflow 1997より改変)

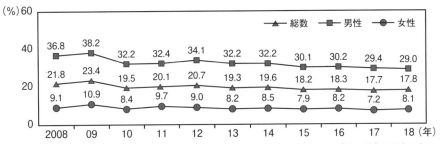

※「現在習慣的に喫煙している者」とは，たばこを「毎日吸っている」または「時々吸う日がある」
　と回答した者。
　なお，2011～2012年は，これまでたばこを習慣的に吸っていたことがある者のうち，「この1か月
　間に毎日またはときどきたばこを吸っている」と回答した者。2008～2010年は，合計100本以上また
　は6か月以上たばこを吸っている（吸っていた）者。

図2-16　現在習慣的に喫煙している者の割合の年次推移（20歳以上）
（資料：厚生労働省，平成30年国民健康・栄養調査結果の概要，p.24，2020）

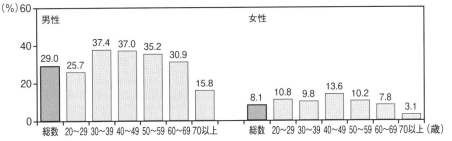

※「現在習慣的に喫煙している者」とは，たばこを「毎日吸っている」または「時々吸う日がある」
　と回答した者。

図2-17　現在習慣的に喫煙している者の割合（20歳以上，性・年齢階級別）
（資料：厚生労働省，平成30年国民健康・栄養調査結果の概要，p.24，2020）

ンに基づき取り組みを実施している。2003（平成15）年に施行された健康増進法において，多数の者が利用する施設の管理者に対して受動喫煙防止の措置を講じることを努力義務として規定し，2018年同法改正により詳細な条文が加えられ，望まない受動喫煙防止のための取り組みが強化された（2020年4月全面施行）。また，成人の喫煙率の減少とともに，未成年者，妊娠期女性の喫煙をなくすことを目標としているが，その減少率は小さく，政策のさらなる充実が求められている。

2．飲　　酒

　アルコール飲料は，健康に対してメリット・デメリットの両面を持つ。適度な飲酒は，食欲増進やストレス解消，就眠の補助等に役立つが，多量飲酒は様々な健康の問題に関連する。それは，アルコール飲料の持つ特性と関連している。

　飲酒によって体内に取り込まれたアルコールは，脳に作用して意識状態の変容を引き起こす（図2-18）。そのために，暴力や虐待，交通事故等の原因とな

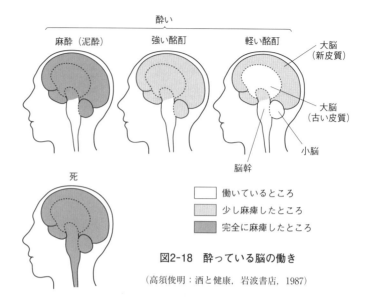

図2-18　酔っている脳の働き

（高須俊明：酒と健康，岩波書店，1987）

るほか，短時間内の多量飲酒による急性アルコール中毒では死亡の原因となる
ことがある。一方，長期間にわたって飲酒を続けていることで，肝臓を始めと
する様々な臓器に影響を与え，肝疾患，脳血管疾患，がん等の危険因子とな
る。また，アルコール依存を引き起こし，本人の精神的健康を損なうととも
に，社会への適応力を低下させるために，家族等周囲の人々にも深刻な影響を
与える。

　これらのアルコールによる影響は，精神的・身体的な発育過程にある未成年
者では大きいとされている。また妊娠女性の飲酒は，胎児性アルコール症候群
などの危険因子となる。

　WHOの推計によると，世界の主な健康関連リスクのうちアルコールは死亡
への負荷は第8位であるが，死亡以外の有病や傷害なども加味した障害調整生
命年（Disability Adjusted Life Years；DALY）に換算すると3番目に大きな
健康リスクとなる。日本におけるアルコール使用の疾病負荷量は，男性では全
DALYの6.7％，女性で1.3％と推計されている。

　日本では，飲酒習慣者（週3日以上飲酒し，飲酒日1日当たり1合以上を飲
酒すると回答した者）の割合は，2017（平成29）年で男性33.1％，女性8.3％で
ありここ10年間は横ばい状態であるが，女性では増加傾向もみられている（図
2-19）。また，生活習慣病のリスクを高める量（1日当たりの純アルコール摂
取量が男性で40g以上，女性で20g以上）を飲酒している者の割合は，男性で
14.7％，女性で8.6％である（図2-20）。

　未成年者の飲酒では，中学生・高校生を対象に実施されている全国調査によ
ると，学年が進むにつれて飲酒者割合が増加していること，また，それらの割
合は男女でほとんど差がないことが明らかになっている。ただし，その割合は

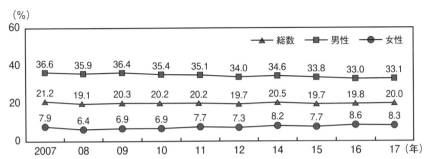

※「飲酒習慣のある者」とは，週に３日以上飲酒し，飲酒日１日当たり１合以上を飲酒すると回答した者。
※2012年，2016年は全国補正値。2013年は調査未実施。

図2-19　飲酒習慣のある者の割合の年次推移（20歳以上）

（資料：厚生労働省，国民健康・栄養調査報告，各年）

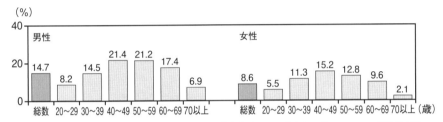

※「生活習慣病のリスクを高める量を飲酒している者」とは，１日当たりの純アルコール摂取量が男性で40g以上，女性20g以上の者とし，以下の方法で算出。
①男性：「毎日×２合以上」＋「週５～６日×２合以上」＋「週３～４日×３合以上」＋「週１～２日×５合以上」＋「月１～３日×５合以上」
②女性：「毎日×１合以上」＋「週５～６日×１合以上」＋「週３～４日×１合以上」＋「週１～２日×３合以上」＋「月１～３日×５合以上」

図2-20　生活習慣病のリスクを高める量を飲酒している者の割合
（20歳以上，性・年齢階級別，全国補正値）

（資料：厚生労働省，平成29年国民健康・栄養調査報告，p.53，2018）

中学生も高校生も明らかに減少しており，特に男性でその傾向が大きい（図2-21）。

　一方，妊婦の飲酒者割合は減少傾向が認められている。アルコールによる健康障害予防に向けた知識のさらなる普及が必要とされている。

　なお，様々な研究を検討した結果では，純アルコール量が男性で10～19g/日，女性で９g/日以下で最も死亡率が低く，その量の増加に従って死亡率が上昇することが示された。したがって，通常のアルコール代謝を有する日本人では「節度ある適度な飲酒」として，純アルコールにして20g/日程度が望ましい（表2-16）。なお，少量の飲酒で顔色が赤くなる等のアルコール代謝能力が低い人では，この値よりも少ない量が適当である。

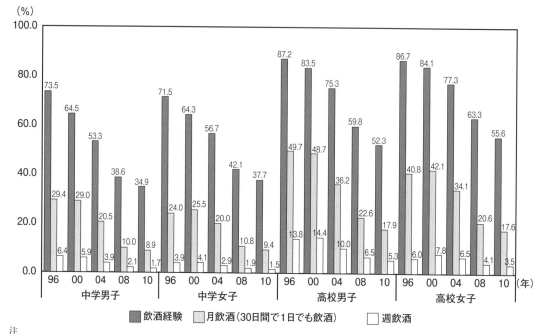

図2-21　中学生，高校生の飲酒者割合の推移

（資料：厚生労働科学研究補助金「未成年者の喫煙・飲酒状況に関する実態調査研究」）

注
1）調査年は，1996年（96），2000年（00），2004年（04），2008年（08），2010年（10）である。
2）飲酒経験は過去に飲酒経験がある者の割合，月および週飲酒は，それぞれ調査前30日および1週間に1回以上飲酒した者の割合である。

表2-16　節度ある適度な飲酒

	ビール	清酒	ウィスキー・ブランデー	焼酎（35度）	ワイン
量	中瓶1本 （500ml）	1合 （180ml）	ダブル1杯 （60ml）	1杯 （80ml）	2杯 （240ml）
アルコール度数 （%）	5	15	43	35	12
純アルコール量	20	22	20	22	24

（資料　健康日本21）

3．薬物濫用

　精神活性のある薬物を不適切に使用することを薬物濫用といい，これをやめられなくなった状態を薬物依存という。

　薬物濫用によって引き起こされる問題としては，依存性と，濫用による幻覚・妄想及びそれに伴う自傷（自己の身体を傷つけること），他害（他人を傷つけること）の危険性の発生である。また，薬物は脳だけでなく他の臓器にも作用し，様々な障害を引き起こす（図2-22）。

　また薬物濫用によって，心理社会的能力が低下するために仕事，学校，家庭などにおける義務が果たせなくなる。さらには殺人，放火等悲惨な事件の原因

にもなり，社会全体への問題と発展することも指摘されている。

　犯罪の検挙数でみると，近年覚せい剤濫用者が増加する傾向がみられている。また，来日外国人事犯が増加していること，薬物濫用者が若年化していることも指摘されている。少年鑑別所の収容鑑別対象少年における薬物濫用経験は，いずれも女子よりも男子で高い。近年では特に覚せい剤の濫用経験が増加している。この増加の要因として，使用方法が従来の静脈注射方式から吸煙方式に移行したこと，来日外国人により老若男女の区別なく売られるようになったこと，またダイエット効果などの誤った認識や覚せい剤のネーミングのファッション化（スピード，エス等）も影響しているという。

　最近では，中・高校生における覚せい剤検挙率の増加等，青少年の薬物濫用問題が深刻化している。また，文部科学省による調査では，小・中・高校生で薬物の使用を「絶対に使用すべきでない」と回答した者が最も多いが，男子ではその割合が年齢の上昇に伴って減少する傾向が見られた。また，同時に男子では年齢の上昇に伴って「他人に迷惑をかけていないので，使うかどうかは個人の自由である」との回答割合が増加する傾向が見られている。特に「個人の自由」との回答者では薬物濫用は犯罪であることや，依存性等の障害が生じることの認識が低く，防止教育と知識の普及が必要である。

　最近の注目すべき課題は，「危険ドラッグ」である。これまで，濫用すると

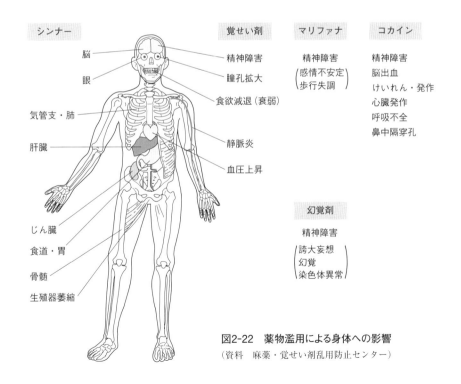

図2-22　薬物濫用による身体への影響
（資料　麻薬・覚せい剤乱用防止センター）

幻覚や興奮などの作用を引き起こし，健康被害が発生するおそれのある物質は医薬品医療機器等法に基づき「指定薬物」として，輸入，製造，販売などが規制されてきた。しかしながら，対象となる麻薬や覚せい剤の化学構造を一部変えた薬物も麻薬や覚せい剤と同様の作用をもたらす，あるいはそれ以上に危険な影響を与えることもあることから，「指定薬物と同等以上に有害な疑い」がある薬物も「危険ドラッグ」として規制の対象となっている。

　危険ドラッグの使用により，意識障害，けいれん，呼吸困難を起こし，重体に陥る事件や死亡事件が生じている。また，使用した者が幻覚や興奮のために他人に暴力をふるったり，車を暴走させて生じたひき逃げや死亡事故が数多く報道されるようになった。これらの薬物は，お香やアロマオイル，バスソルト等，一見しただけでは人体摂取用と思われないよう目的を偽装していたり，パッケージのデザインや形状等から危険な薬物に見えないため，きれい，かっこいいという印象から安易に入手，使用する者が増えていると考えられている。

■5. こころの健康

こころの不調の成立には，いろいろな要因が考えられるが，たくさんの情報が溢れ，関心を持つべき課題も多く，いつも何かに追われている現代を生きる私たちには「こころの不調」が起こりやすい。

　こころの不調は特別なことではなく，誰にでも起こりうることであろう。自分が，あるいは身の周りの誰かが，こころの病になることもありうるが，そのとき，私たちはこころの健康やこころの不調について，どれだけの理解を持ち合わせているだろうか。ここでは，身近な問題として，こころの健康，こころの不調について取り上げ，理解を深めたい。

1．ストレスとは

　こころの不調を引き起こす原因や，直接の原因ではなくても，引き金となりうるものの一つに，ストレスがある。そこで，まずストレスについて触れることにする。

（1）ストレッサーとストレス

　ストレスとは元来，工学用語であるが，生理学者のハンス・セリエ（H.Selye）が，生体に適用して以来，広く用いられるようになった。

　ストレスを引き起こす刺激となるものをストレッサーと呼び，ストレッサーが原因で，生体内に生じた生理的歪みをストレスと呼ぶ。

　また，ストレッサーに抵抗する力や歪みを元に戻す力をストレス耐性，スト

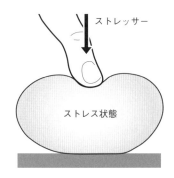

図2-23　ストレッサーとストレス

レッサーに適応しようとして生ずる生体の内部に生じた様々な反応をストレス反応と呼ぶ[17]。日常の言葉として,「ストレス」を使う場合には, ストレッサーと混同している場合が多く見られる。

また, ストレスを精神的なもののみに使う傾向も見受けられるが, 本来, 音や光などの物理的ストレッサー, 薬品などの化学的ストレッサー, 細菌やウイルスなどの生物的ストレッサー, 社会的役割や人間関係などの社会的ストレッサーなど, 日常の人間を取り巻く全ての要因がストレッサーになりうるのである。すなわち, 人はストレッサーをまったく回避して生きることはできない。

一般的にストレスは健康に障害を引き起こす, 不都合なものとしてのみ考えられがちであるが, 刺激のない生活・人生は退屈であり, 人は適度にストレッサーを浴びることにより, 発達・成長を遂げるのである。

しかし, 生体内に生ずるストレス反応には個人差も大きく, また同じ個人でも, その時の体調などにより, 受けとめ方や対処の仕方に違いが見られる。

（2）ストレス対処

人にストレスが生じた場合, これが脳に知覚されると, その指示で, 生体の恒常性（ホメオスターシス）を維持・管理するための3つの機能（自律神経系・内分泌系・免疫系）が働きを開始し, 身体を防御する。その結果, 瞳孔散大・頻脈・血圧上昇・発汗・速い呼吸・筋肉の緊張・悪心・嘔吐・下痢などの症状が出現する。これにより危機（ストレス）に対応するための身体の態勢が整うことになり, 生体にはバランスを保つ方向が生まれ, 内部環境の乱れを小さくすることができるのである。

しかし, ストレスが大き過ぎたり, 慢性的に長期に及ぶ場合には, このストレスに対する身体の防御反応が, 逆に身体に悪い影響を及ぼしてしまうことになる。例えば, 血圧を上昇させることで, ストレスに対応しようとするが, 血圧上昇が過度になったり, 長期になれば, 疾病に結びつくことになる。

一方, ラザルス（R.Lazarus）らによる心理・社会学的ストレス研究によれば, 何が, どの程度ストレスフルであるかを決定するのは, その個人の認知的評価によるという。その人の価値観・信念・それまでの学習や経験などが関与し, さらにその人の性・年齢・性格・遺伝などの素因が関係する。

図2-24に示すように, ストレス対処（ストレス・コーピング）の過程では, 適応・不適応いずれの体験であっても, それらは学習されフィードバックされて, その後の人生で出会うストレッサーの知覚の仕方などを変えて, ストレス

ストレス・コーピングとタイプA性格

フリードマンらは, 心臓疾患患者が他の疾患とは異なる行動特徴を示すことに注目し, その行動特徴をタイプA（AggressionのA）行動と名付けた。時間的に切迫している, 競争を求める, 攻撃的, 敵意などの特徴があるとされるが[18], 社会適応のために用いられる手練手管（対処・防衛）の集積が行動パターンとか性格特性といわれるものである。周囲の刺激を処理し適応するために長年経験的に獲得してきた方法なのである[19]。

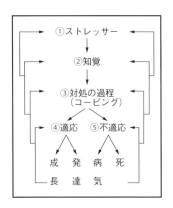

図2-24　ストレス・コーピングとフィードバック

(小泉明監修，健康生活医学事典，チクマ秀版社，p.341，1995)

耐性を高めたり，人間的成長を促すことにもなるのである。

2．ストレス関連疾患―心身症を中心に―

　人にストレッサーが加わると，ストレスへの防御機構が働き，自律神経系（交感神経・副交感神経）や内分泌系（副腎髄質・副腎皮質ホルモン）などが生体を元に戻そうとするが，ストレスがあまりに大き過ぎると生体恒常性（ホメオスターシス）が保たれずに，疾病へとつながることになることは前述した。

　ストレスにより，引き起こされる可能性のある疾病は表2-17のように，数多く報告されている。

　これら，ストレス関連疾患の病名をよく見ると，内科疾患，整形外科疾患，皮膚科疾患，精神科疾患など，多岐にわたっており，もちろんストレス以外の様々な原因で起こることが多いものの，時として，ストレスが原因で引き起こされたり，何らかの原因にストレスが加わって，病気を増悪させたりする。

　これらのストレス関連疾患といわれる疾病は，いずれもストレス以外の原因があるかどうかの診断をそれぞれの専門医が行い，その上で，ストレス要因を探り，こころの病と診断されて治療が開始される。したがって，これらの疾病は精神科医ばかりでなく，様々の専門医の協力を得ながら，治療が進められることになる。

　表2-17のストレス関連疾患のうち，身体症状を主症状とするものは，特に心身症（Psychosomatic Disease）と呼ばれている。

　心身症とは，心理的原因（心因）が，こころの症状としてではなく，身体の症状として表現される疾病群である。日本心身医学会の定義（1991年）によれば「心身症とは，身体疾患のなかで，その発症や経過に心理社会的因子が密接に関与し，器質的ないし，機能的障害が認められる病態をいう。ただし，神経症やうつ病など，他の精神障害に伴う身体症状は除外する」とされている[20]。

心身症の治療には，例えば過敏性腸症候群であれば，内科的薬物と共に向精神薬（主として，抗不安薬など）が使われる。しかし，ストレスによる心理的原因が主体となっていることから，最も重要な対策は，ストレスを引き起こす心理・社会的環境要因をどのように取り除き，整えるかであろう。また，患者の側の調整として，精神療法が行われる。以下，いくつかの心身症を取り上げる。

精神療法

　人間は他者の人格に触れることにより，心理的に支えられ，悟るところがあって，人生観が変わることは知られている。精神療法は，この事実を前提に人格や精神の病に対する理論とそれに基づく技法の後ろ盾によって，こうした変化が一定の法則に基づいて，一定の順序で一定の方向に向うように構造化されているところが，一般の心理的体験と異なる。その過程が理論や技法に関する専門的トレーニングを受けた医師ないし治療者と来談者の間で形成される職業的関係を基盤にしていることはよく知られている[21]。

　支持的精神療法，力動的精神療法（精神分析理論による），森田療法，行動療法などがある。

表2-17　ストレス関連疾患

1　胃潰瘍／十二指腸潰瘍	17　頸肩腕症候群
2　潰瘍性大腸炎	18　原発性緑内障
3　過敏性腸症候群	19　メニエール症候群
4　神経性嘔吐	20　円形脱毛症
5　本態性高血圧	21　インポテンツ
6　神経性狭心症	22　更年期障害
7　過換気症候群	23　心臓神経症
8　気管支喘息	24　胃腸神経症
9　甲状腺機能亢進症	25　膀胱神経症
10　神経性食欲不振症	26　神経症
11　偏頭痛	27　不眠症
12　筋緊張性頭痛	28　自律神経失調症
13　書痙	29　神経性抑うつ状態
14　痙性斜頚	30　反応性うつ病
15　関節リウマチ	31　その他（○○症と診断
16　腰痛症	されるもの）

（末松弘之，野村忍：労働ストレスと心身症，第24回日本医学会総会誌Ⅲ，p.290，1995）

（1）胃・十二指腸潰瘍

　消化管の症状とストレス反応の関係はよく知られているところである。何か心配事があり，胃痛が起こったという経験をもつ者も多いことであろう。

　ストレッサーに遭遇しストレスが生ずると，それに抗して交感神経の活動が亢進し，胃の血管に収縮が起こり，血流が悪くなって，胃壁が虚血状態に陥る。加えて迷走神経も興奮し，胃液（胃酸）の分泌も盛んになり，ストレス潰瘍を引き起こす。

　近年，胃潰瘍の原因菌として，ヘリコバクター・ピロリ菌の存在が明らかになり，胃にこの菌を持つ者に内科的治療ができるようになっている。このような原因菌だけで起こっている場合と，菌とストレスの両方があいまっている場合，ストレスが原因で起こっている場合などがありうるので，それぞれの原因に沿った治療法が選択される。

（2）過敏性腸症候群

　職場や学校，家庭などのいろいろな問題や，自分に対する不安やストレスから，自律神経失調状態となり，繰り返し下痢症状などを起こすものを，過敏性

腸症候群という。例えば，朝，職場への通勤途上で，腹痛や下痢を繰り返す。多くは消化器の病気として受診するが，原因を探るなかで，ストレスによるものであることが突き止められて，心身症としての治療が開始される。精神療法と向精神薬（抗不安薬など）による薬物療法などが行われる。

（3）高 血 圧 症

　精神的ストレスで，一時的に血圧は上昇するが，これが慢性的に持続する場合に，高血圧症が発症することもある。ストレスにより，副腎皮質ホルモンが増加し，また交感神経も興奮する結果，末梢血管の収縮が起こり，血圧が上昇する。患者数の最も多い本態性高血圧症の成因は未だ不明な点が多いものの，遺伝や生活習慣とともに，持続的ストレスもその原因の1つと考えられている。精神療法，自律訓練法，薬物療法などが行われる。

3．その他の「こころの不調」

　前項では，ストレスなどが関与する心身症を取り上げたが，ここでは，その他の様々な「こころの不調」について，理解を深めよう。心身症や適応障害のように心理的なストレス（心因）が主な原因と考えられるものの他に，こころの不調には，脳の器質的疾患や薬物濫用などにより起こる外因性の病気，未だ原因が不明の内因性の病気などがある。

　近年の精神医学の進歩はめざましい。向精神薬のほとんどは20世紀後半に開発され，こころの病の症状を治療できるようになっている。また同時に脳内の神経伝達物質などの研究も現在盛んに進められており，成因が未だ不明な病についても解明への取り組みが少しずつ進んでいる。

　ここでは，一般的によく見られる病気，学生時代に特に見られる不調について述べることとする。

（1）う つ 病

　うつ病は非常に頻度の高い病気である。思春期から老年期までの広い年齢層に見られるが，初老期うつ病という語があるように，40〜60歳代に特に多く見られる疾病である。最近のバブル経済崩壊以降の企業倒産，従業員のリストラ，日本型終身雇用制度の変革など，40〜60歳代の働く人々を取り巻くストレスの増加がうつ病患者の増加，自殺者の増加を引き起こしているといわれ，社会問題にもなっている。また近年，比較的軽症の患者が増えていること，若い年齢層に患者が増加していることなども指摘されている。

1）うつ病の症状

　代表的症状はつぎのようなものである。

・悲哀感　・不安感　・いらいら　・自信の喪失　・自責感　・決断困難
・興味や意欲の減退（仕事，学業，趣味や好きなことへの関心の減退）

・些細なことへのこだわり

・繰り返される自殺念慮

・易疲労感　・集中力の低下

・不眠（早朝覚醒・中途覚醒・浅い眠りなど）　・性欲減退　・食欲減退

・社会的不適応（午前中は体調悪く，夕方に比較的良くなるため，欠勤などが
　増えるのも一因）

　病気の初期には休養しても取れない疲労感，趣味や家族との交わりなどのように本来なら楽しめるはずのことが楽しめない感じ，頭痛・肩こりなどの身体症状から始まることが多い。しかし，自らがその症状に気付くこともなく，朝，出勤や登校ができなくなったり，作業能力や集中力が低下することから，周囲がその異変に気づくことも多い。うつ病になると，自分を責め，悲観的になり，将来への展望を持ちにくくなる傾向とともに，自殺念慮が起こり，実際に自殺を企図する場合も見られる。この自殺念慮はうつ病の人を看護する上で，最も配慮を要する症状といえる。

2）うつ病の治療

　うつ病の原因は心理的社会的ストレスであることが多い。失恋，死別，引越，就職，昇進，転勤，進学，離婚，失職，破産などからのストレス，周囲との人間関係など，様々なストレスにより，病気が発症する。うつ病になると，集中力の低下や作業能力の低下が起き，朝も早く起きられないなどの症状から，社会的不適応が始まるが，それに，うつ病になりやすい人の性格—真面目で，几帳面で，完璧にやろうとする—が，悪循環を助長する結果となる。

　そこで，ストレスとの距離を取るために休養が必要となる。期間としては様々であるが，約2～6ヶ月の時間を経て，ある程度は自然に持ち直してくることも多いので，まずは休業することが大切である。

　しかし，これと同時に薬物治療をすることが不可欠である。近年の抗うつ剤の進歩はめざましい。うつ病の症状である自殺念慮に周囲は気付かないことも多いが，早期に発見し，早期に治療を開始して，抗うつ剤を服用することにより，不幸な事態を回避し，快方に向うようにしなければならない。

　周囲は善意から「最近どうしたの？　頑張れ」との励ましを行うこともよく見られるが，頑張ろうとしてもできないのがうつ病であり，それでも頑張ろうとして病状が悪化する。励ましは原則として厳禁である。

　また，うつ病になると，自信を失い，学業や仕事を辞めたいと考えがちであるが，この病気期間における決定は悪い方向への決定になりがちである。まずは休業し，薬物治療を受けて治癒するまで，重要な決定を先延ばしにすることも大切である。

　うつ病の治療の要点は次のようになる。

① 病気であることを認識し，必ず治癒することを理解すること。

② ある期間，学業や仕事を休業すること。

③ 薬物治療をすること（抗うつ剤，睡眠導入剤など）。

④ 重大な決断は，治癒するまで先へ延ばすこと。

⑤ 周囲は自殺念慮についての配慮を常に欠かさないこと。

⑥ 周囲は励まさないこと。

（2）スチューデント・アパシー

　思春期以降の20歳代の特に男子学生に，スチューデント・アパシーといわれる症状を持つ者がある。Apathy とは，元はギリシャ語で，A＝無い，Pathy＝感情であり，その主な症状は，文字どおり「感情の喪失」である。不登校や留年を繰り返すこともあり，病気ではないが，青年期の成熟を促すための精神療法を必要とする場合もある。

　つぎが主な症状である。

① 無関心，無感動，無感情，生きがいの喪失，目標の喪失。

② 朝起きられない，起きても授業に出られないことから，本業（勉学）からの退却が見られるが，本業以外の領域（家庭，サークル，アルバイト等々）では，比較的元気である。

③ 無気力の状態で，うつ病と似た症状を呈するが，うつ病と異なり，その症状に悩むことは少ない。

④ 退却が軽度，かつ短期間の場合が多いので，ほとんどは自力で回復するが，なかには長期にわたって退却を続けるタイプもある。

⑤ もともとは完全癖のある優秀で真面目な青年で，勝敗に対して敏感で，予期される敗北から回避していることが多い。

　うつ病が何に対しても意欲を喪失するのに対し，このスチューデント・アパシーでは主に学業のみからの退却であること，症状に自ら悩むことが少ないことなどから，自分から相談に出向くことをせず，学校の在籍年限が切迫してから，周囲の人たちの勧めで，治療を受けることになりやすい。

　学生時代は心理・社会的な義務を免除される時期，社会に出るまでのモラトリアム期間（猶予期間）と位置付けられる。すなわち，モラトリアムとは成人社会への参入の準備期間という意味である。米国の心理学者・エリクソン（E.Erikson）は「青年期には，社会的に自立する時，自分の社会的価値，自分の役割，人生の目的などを考え，あるべき自己像を模索し，自我同一性の確立の努力がなされる。自我同一性の混乱も生じやすい時期である」[22]としている。学生時代は親などから，経済的援助を与えられ，直接の経済活動や社会関係にタッチせずに，ひたすら自己の技術的獲得と知的訓練に専念する特権を与えられる時期であり[23]，同時に人格形成の時期でもある。「自分は何者なのだ」と

いう実感を得，アイデンティティー（自我同一性）を確立する。そして生育歴や自分の性格，能力，適性などを受け入れて，社会へ参入してゆくための自信を獲得してゆくのである。

　学生時代に，自立とモラトリアムの間で揺れ，道に迷いながら成長するのは自然なことである。精神科医・神谷美惠子は青年期の紆余曲折について「落伍者のようにみえた青年の中から，のちにどれだけ個性ゆたかな人生を送る人が生れたことであろう。それは彼のこころの道中で，順調に行った人よりも多くの風景に接し，多くの思いにこころが肥沃にされ，深く耕されたためであろう」[24]と述べている。一定期間の不登校や退却が見られても多くは自分で回復し，社会に巣立ってゆく。しかし，アイデンティティーの確立に長期間を要し，退却が長引いて留年を繰り返すなど，社会への適応に不都合が生ずる場合には成熟を促すための精神療法が必要となる例がある。

　また，スチューデント・アパシーの特徴はいわゆる「ひきこもり」の特徴と類似性が多く，病像に連続性があり，「ひきこもり」は，退却の程度が高度でより重症化したものである[25]との見解もある。「ひきこもり」については医療・教育領域にとどまらず，福祉・労働領域（就労支援）なども含めた幅広い分野からの支援が求められている。

（3）睡眠リズム障害

　睡眠障害については第2章・3節の睡眠のなかで詳述しているので，ここでは，学生時代に発症しやすい睡眠リズム障害について取り上げる。

　近年，20～30歳代の若者に睡眠リズム障害が増加している。朝，起床することができずに，昼近くに起きて，活動を開始し，その活動時間は夜中に及ぶのが日常で，睡眠のリズムが昼夜逆転に近い形にずれている。学生時代は，不都合に気付くことは少ないが，社会人となり，朝一定の時刻に起床できずに，したがって，出勤がままならず，社会的不適応状態を引き起こしてから，気付くことになることも多い。また，このような社会的不適応状態が続くと，二次的に抑うつ状態になることも少なくない。近年増えている若者のうつ病の中には，この睡眠リズム障害と無縁ではないものもあろうかと考えられる。

　ヒトの脳の視床下部にある生物時計は睡眠・覚醒を中心に，1日おおむね25時間でリズムを刻んでおり，これをサーカディアン・リズム（概日機構）という。

　しかし，私たちは，実際には1日24時間で社会生活を送っており，朝起きて，生物時計を，「紫外線を浴びる」「朝ご飯を食べる」「音を聞く」などの同調因子によって，リセットしている。私たちは意識的に，朝起きるようにしない限り，生物時計に従うままでは，次第に夜型へとずれ込んでゆくようにできているのである。高校までの規則的な生活リズムから，比較的自由な時間管理

が可能になった大学生では，昼頃起き出し，午後登校するというようなリズムを常態とするうちに，睡眠リズム障害として，症状が固定化し，治療（光療法，薬物療法など）を要するまでになることもある。

　予後については，まだ確認されていないが，早い時期に生活リズムの是正や治療が開始されるほど経過は良い。

　適正な睡眠をとることは，大脳の休息にとって重要であり，健康的な精神生活を営むための基礎となるものであることから，学生時代の毎日の生活リズムを長期にわたって不規則にすることは慎まなければならない。

（4）統合失調症

　統合失調症（従来は，精神分裂病と呼ばれていた）は，原因が未だ十分に解明されていないこころの病であるが，思春期以降，高校，大学時代が好発期である。かつては不治の病と考えられていたこの病も薬物療法，精神療法，生活療法などを行うことで回復率が著しく高まっている。

　主な症状は自閉的，孤独で，乏しい感情，意欲低下，周囲への共感や協調性の欠如，現実に対する関心の欠如，幻覚，幻聴，妄想などである。発病の仕方はいろいろで，比較的急激に発病するものから，いつの間にか様子が変化し，症状の進むものまで，様々である。急激な症状で始まる場合は，治療の機会を逸することはあまりないが，緩慢に進行する場合は治療の開始が遅れてしまうこともある。

　統合失調症も他のこころの不調と同様に，早期発見・早期治療が非常に大切な病気である。近年のこの病に対する薬物治療の進歩はめざましく，早期の治療で症状が改善し，社会人として良い適応を示す症例が増加している。

　そして，病気の原因は未だ十分には分かっていないものの，脳の断層写真技術の進歩や脳内化学物質の研究の進むなか，脳の病気としての解明が少しずつ進んでいる。

（5）燃えつき症候群（バーンアウト・シンドローム）

　医師・教師・看護師などの専門職に見られる症候群として，1970年代にアメリカで注目され，その後，わが国でもよく見られるようになった。

　極度の仕事への集中の後に陥る心身の疲労状態で，不安・いらいら・気分の落ち込み・自尊心の低下などの情緒面の変化と，上気道感染・息切れ・胃腸障害・頭痛・腰痛・高血圧などの心身症的症状が出現する[26]。

　これは医師・教師・看護師ばかりでなく，ビジネスマン，進学に突き進む学生などにも見られるものである。理想や目標を高く掲げ，仕事や勉強に邁進するが，その仕事量が個人の能力を超えてしまったり，相応の評価や達成感を得られなかったりすることで，心身ともに疲弊してしまう。朝起きられずに，職場や学校に行けなくなり，また仕事などへの意欲も萎えてしまうばかりでな

く，その人の人生をも危くしてしまうことにもなりかねない。社会的な背景としては，本人への周囲の期待の増大や社会的サポートの低下などが挙げられる。他覚的には既に燃えつき症候群が発症しているにもかかわらず，自分では気付かずに，日常業務に追われ，「以前のような豊かな表情がなくなった」「対応が事務的になった」などの症状から，周囲が異変に気付くことも多い。早く発見し，精神科医の指導のもと，十分な睡眠を取ること，休養すること，気分転換や運動をすることなどが必要である。

4．こころを健やかに保つために

　こころの不調を確実に防ぐ方法はありえない。むしろ，ストレスの多い現代を生きる私たちは誰でも，精神の病になりうるという人間の脆弱性を理解することが必要であろう。生きてゆく上で，悩みや苦しみを持つのは当たり前で，それを味わう能力を持つことこそ，精神的に健康な状態であるといえよう。

　落ち込むことは「変なこと」ではなく，大きく成長してゆくためのプロセスである。殊に社会人になる前の猶予期間を与えられている学生時代は，様々な勉学や読書などを通じ，哲学・宗教などにも触れて，生き方についての考え方を深く広く学ぶことのできる時期であり，失敗や挫折の経験も，豊かな自我を育てる良い機会でもあると捉えることができよう。その上で，以下はこころを健やかに保つためのいくつかの提案である。

○こころと身体は不可分である。身体の栄養・運動・休養に留意することがまず肝要である。特に，大脳は睡眠によってのみ休息するので，健康的な生活の基礎として，リズムを守り，適切な睡眠を取るようにする。

○自分なりのリラックス法や気分転換の方法を持つこと。生活の中に緊張と弛緩の適度なリズムがあることは大切である。

○悩みを持つときは，まず周囲の人に話してみること。

　これだけで，気持ちがすっきりしたり，自分の考えが整理されたりする。人は誰でも，自問自答することにより，自己理解の深化をはかることもできるが，一人では往々にして堂々巡りに陥りやすい。周囲の人に話してみることは，こころの健康にとって，大切である。

○こころの病気かもしれないと感じるときは早急に精神科医に相談すること。家族の中だけで，なんとかしようとすることも，よく見受けられるが，家族での解決には限界があり，かえって事態を悪化させてしまうこともある。既に述べたように，こころの病は早期に適切に治療するか否かで，その後の予後が大きく分かれるケースが少なくない。

　できるだけ速やかに，良い精神科医に診てもらうことが肝要であるが，学内に学生相談室などがあれば，まず相談し，適切な専門家を紹介してもらう

のも良いだろう。最近，都会を中心に，受診しやすいように工夫されており，心理カウンセラーなどを擁して，活発に診療活動を行っている精神科クリニックが増えてきている。気楽に活用するようにしたい。また，地域の保健所や各都道府県の精神保健福祉センターでも，こころの病についての窓口を持っている。電話で問い合わせ，予約して相談ができる。

社会・文化とこころの病

　近年のうつ病患者の増加は，現在の社会・経済状況下でのストレスの増加と無縁ではなく，それが病気を起こしやすくし，また一旦罹った病を治りにくくしている。社会が都市化・複雑化する以前には，うつ病はあったとしても，少し仕事を休み，様子を見るうちに，自然に気分も持ち直し，それと気付かぬうちに元の生活を取り戻すことができたのかもしれない。しかしストレスフルな現代では，うつ病の自然回復は難しく，またたとえ可能だとしても，それを待つ余裕を社会が持ち合わせていない。様々なストレスが追い討ちをかけるように，病状を悪化させることが多い。このように，それぞれの人が生きる時代の社会のありようと精神の病とは深い係わりを持っている。

　こころの病を持つ患者の受けとめ方にも，患者の生きる社会や文化による違いが認められる。統合失調症に関するある調査によれば，「インドネシアのバリ島と日本（東京）では，患者にとってキーパーソンとなる家族の情緒的反応に違いがみられる（バリ島の家族は患者に関して強い反応を示す割合が低い）」[27]という。また「バリ島では未治療患者が社会で生きられやすい傾向にある」[28]という。これらは家族形態（大家族，核家族）の違い，感情表現に関する民族の違いなどと共に，病気に対する認識の違いなど，家族の受けとめ方や感じ方に，その家族が属する社会の価値観や文化が投影されていると考えることできるであろう。

　こころの病とするか否かは，身体的疾病と異なり，その人が生きる時代や住む社会の持つ文化や価値観の中で，相対的に定まってゆくことが多い。このことは，こころの病への理解を深める上で，たいへん大切なことである。

引 用 文 献

1） 糸川嘉則：食とミネラル，学会センター関西，pp.1-2，2001

2） 細谷憲政：三訂　人間栄養学・健康増進生活習慣病予防の保健栄養の基礎知識，調理栄養教育公社，
p.75，2000

3） 国立健康・栄養研究所監修，山本茂・由田克士編：日本人の食事摂取基準（2005年版）の活用，第一
出版，p.7，2005

4） 同上，p.17

5） 栄養学ハンドブック編集委員会：栄養学ハンドブック，技報堂出版，p.247，1998

6） 厚生労働省：日本人の食事摂取基準（2010年版），p.191，第一出版，2009

7） 国立健康・栄養研究所，国民栄養振興会：健康栄養・知っておきたい基礎知識，第一出版，p.104，
2000

8） 小泉明監修：健康生活医学事典，チクマ秀版社，p.349，1995

9） 池田義男，大野誠：肥満症テキスト，南江堂，p.119，1996

10） 大野誠：肥満の生活ガイド，医歯薬出版，p.68，2001

11） 大野誠：肥満対策，健康管理・通巻551号，保健文化社，p.7，2000

12） 前掲書7），p.122

13） 池田義男，大野誠：肥満症テキスト，南江堂，p.20，1996

14） 同上，p.29

15） 堀忠雄編：不眠，同朋舎，p.2，1988

16） 本多裕：松下正明編，臨床精神医学講座13　睡眠障害，A-3ナルコレプシー，p.217，中山書店，1999

17） 長見まき子，森本兼曩：産業衛生技術講座・メンタルヘルス入門，産業衛生学雑誌44巻，日本産業衛
生学雑誌，p.A73，2002

18） 小杉正太郎：ストレス心理学・個人差のプロセスとコーピング，川島書店，p.132，2001

19） 八尋華那雄：仕事と職場のストレス・ストレスとコーピング，産業衛生学雑誌41巻，日本産業衛生学
会，p.A23，1999

20） 久保千春編：心身医学標準テキスト第2版，医学書院，p.3，2002

21） 上島国利，丹羽真一編：NEW精神医学，南江堂，p.97，2001

22） 同上，p.19

23） 関峋一ほか編，関直喜：有斐閣選書・大学生の心理，有斐閣，p.26，1993

24） 神谷美惠子：神谷美惠子著作集3・こころの旅，みすず書房，p.105，1995

25） 倉本英彦・大竹由美子：ひきこもりの歴史的展望，こころの科学123巻，日本評論社，p.34，2005

26） 上島国利，丹羽真一編：NEW精神医学，南江堂，p.115，2001

27） T.Kurihara，M.Kato，T.Tsukahara，Y.Takano，R.Reverger：The low prevalence of high levels of
expressed emotion in Bali, Psychiatry Research 94, pp.229-238, 2000

28） T.Kurihara，M.Kato，R.Reverger，G.Yagi：Outcome of shizophrenia in a non-industrialized society:
comparative study between Bali and Tokyo, Acta Psychiatrica Scandinavia 101, pp.148-152, 2000

参 考 文 献

1）城田知子，吉住笑美子：簡易食物摂取量調査法の検討，日本公衆衛生学雑誌第37巻第2号，日本公衆衛生学会，1990

2）日本糖尿病学会：糖尿病のための食品交換表第7版，日本糖尿病協会，文光堂，2013

3）国立健康・栄養研究所監修，山本茂・由田克士編；日本人の食事摂取基準（2005年版）の活用，第一出版，2005

4）厚生労働省：日本人の食事摂取基準（2020年版）策定検討会報告書，2019

5）「栄養と料理」家庭料理研究グループ：調理ベーシックデータ増補版，女子栄養大学出版部，2002

6）吉田美香：食品カロリーBOOK，主婦の友社，2002

7）臨床栄養総合技術研究会：常用目安量食品成分早見表，医歯薬出版，2002

8）橋詰直孝編：ビタミンサプリメント，からだの科学・通巻217号，日本評論社，2001

9）細谷憲政，中村丁次，足立香代子：サプリメント，「健康・栄養食品」と栄養管理，チーム医療，2001

10）村上紀子：女性たちのやせ願望・その実態と背景，健康管理・578号，保健文化社，2002

11）西村治男ほか：レプチンの生理作用と病態における意義，医学のあゆみ，Vol.191，1999

12）井上昌次郎：脳と睡眠，共立出版，1989

13）堀忠雄編：不眠，同朋社，1988

14）堀忠雄：快適睡眠のすすめ，岩波書店，2000

15）松下正明編：臨床精神医学講座13　睡眠障害，中山書店，1999

16）日本睡眠学会：睡眠異常，http://www.ashitech.ac.jp/jssr/kiso/syogai/syogai01.html，2002/12/04

17）リチャード・S・ラザルス，スーザン・フォルク・マン著，本明寛・春木豊・織田正美訳：ストレスの心理学・認知的評価と対処の研究，実務教育出版，2000

18）林峻一郎訳，R・S・ラザルス講演：ストレスとコーピング・ラザルス理論への招待，星和書店，2001

19）柿本泰男，佐野輝：脳とくすり，こころの病の病因に迫る，共立出版，1994

20）井上昌次郎：脳と睡眠・人はなぜ眠るのか，共立出版，1998

21）松下正明編：精神医学の100年，こころの科学・通巻86号，日本評論社，1999

22）厚生労働省：国民健康・栄養調査報告，各年

23）厚生労働統計協会編：国民衛生の動向，厚生労働統計協会，各年

24）厚生科学審議会地域保健健康増進栄養部会，次期国民健康づくり運動プラン策定専門委員会：健康日本21（第2次）の推進に関する参考資料，厚生労働省ホームページ，2015/2/8

25）厚生科学審議会地域保健健康増進栄養部会：「健康日本21（第2次）」中間報告書，厚生労働省ホームページ，2019/12/25

26）WHO：Tobacco，http://www.who.int/health_topics/tobacco/en/，2002/12/25

27）（社）アルコール健康医学協会：飲酒の基礎知識，http://www.arukenkyo.or.jp/image/sidemenu_kiso_o.gif，2003/1/30

28）警察庁：平成24年の犯罪，http://www.npa.go.jp/toukei/keiji10/index.htm，2014/10/25

29）鬼頭英明：日本学校保健会編，平成14年度学校保健の動向，喫煙・飲酒・薬物乱用防止教育，2002

第3章
ライフステージと健康

▌1．家 族 計 画

1．家族計画について

　家族計画は，「すべての子供が望まれた子供でなければならない」という理念に基づく計画的な妊娠・出産を意味する。自分の人生で，いつ何人の子供を得るかを，母体の健康状態，出産年齢，出産間隔，経済的条件などを考慮して計画的に行うことである。

　家族計画を実施する手段が受胎調節である。受胎調節には望まない妊娠を避けるために一時的に妊娠しないようにする避妊法があり，また子供を望むときに妊娠しやすく工夫することも受胎調節の一面である。永久的に妊娠しないようにする不妊法（卵管結紮法，精管切断法），及び望まない妊娠に対する人工妊娠中絶は受胎調節には含まれない。

　健康な男女が，避妊せずに性行為を行えば，妊娠する回数は予定する子供の数を上回ることが多いので，家族計画というと避妊法と考えられがちであるが，より積極的な計画的妊娠・出産が家族計画である。

　1952（昭和27）年，サンガー夫人らにより国際家族計画連盟（International Planned Parenthood Federation）が設立され，現在，日本も含めて140ヶ国の民間家族計画団体が加盟し，家族計画の普及をはかっている。

2．妊娠の成立

　受精卵を子宮内膜に着床させ，体内で発育する現象が妊娠であり，胎児及び

家族計画
(Family Planning)の理念
"Every Child Should Be a Wanted Child."

人工妊娠中絶
「胎児が母体外において，生命を維持することのできない時期に胎児及びその付属物を母体外に排出すること」
（母体保護法）

付属物を母体外へ排出することによって終了する。受精卵の着床により始まり，胎芽（embryo）から胎児（fetus）となり，母体外での生存が可能になるまで発育する現象であり，出産（分娩）により終了する。ヒトの妊娠持続期間は最終月経の第1日から約40週，280日である。28日（4週）を妊娠暦の1ヶ月としている。妊娠の成立には，①排卵，②射精，③受精，④着床の4つの段階を経ることが必要である。

妊娠期間
ゾウ…20ヶ月
イヌ…2ヶ月
マウス…3週間

（1）排　　卵

　子宮の左右に一つずつある卵巣には，数万から数十万の原始卵胞があり，脳下垂体から分泌される卵胞刺激ホルモン（FSH）の作用で成長し成熟卵胞となる。この時点で脳下垂体から黄体形成ホルモン（LH）が分泌され，成熟卵胞から卵子が腹腔内に排出される。これが排卵である。約4週間ごとに左右の卵巣から交互に排卵され，通常は1個である。排卵された卵子は，卵管腹腔口のらっぱ状に広がった卵管采から卵管内に入る（図3-1）。

卵　管
　卵巣から排卵された卵子を子宮まで運ぶ管，輸卵管ともいう。

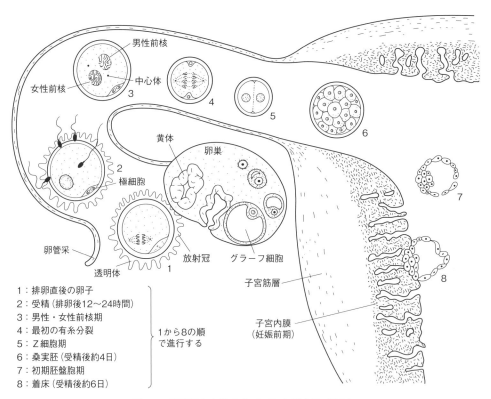

1：排卵直後の卵子
2：受精（排卵後12〜24時間）
3：男性・女性前核期
4：最初の有糸分裂
5：Z細胞期
6：桑実胚（受精後約4日）
7：初期胚盤胞期
8：着床（受精後約6日）

1から8の順で進行する

図3-1　受精卵から着床まで（ヒト発生第1週中）

（中野昭一編：図解生理学，医学書院，p.378，1987）

（2）射　　精

　精巣で産生された精子は，副睾丸（精巣上体）へ吸引され分泌液が加わり精液となる。精液が外尿道口から射出する現象が射精である。精子は頭部と尾部が短い頸部で結合しており，頭部には主に核が入っており遺伝情報を伝達す

る。尾部は精子に推進力を与え，尾部を左右に動かして精子は前進する。

（3）受　　精

　膣内に射出された精子は，子宮頸管内に進入し，子宮腔，卵管を経て卵管膨大部に達する。ここで卵子と精子が出合い受精する。一つの精子が卵子の中に入ると卵子の表面の膜は変化し，他の精子の進入を妨げる。その後，精子の核と卵子の核が融合し受精卵ができる。

　正常なヒトの細胞の染色体は46本であり，44本の常染色体と２本の性染色体がある。卵子形成と精子形成では，染色体数が半分になる減数分裂が起こり，23本の染色体を有し，卵子と精子の受精により染色体は46本となる。性の決定も受精の瞬間に行われる。卵子にはX染色体が必ず１個あるので，X染色体をもつ精子が受精すれば44＋XXの女児となり，Y染色体をもつ精子が受精すれば44＋XYの男児となる（図3-2）。

染色体
　遺伝子の本体であるDNAとヒストンなど塩基性たんぱく質を主成分とし，細胞分裂の際に核内に現れる構造体。塩基性色素に染まりやすい。

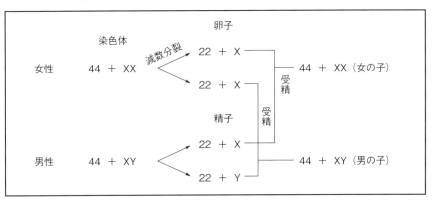

図3-2　受精による性の決定

　卵子は排卵後約24時間で受精能力がなくなり，精子は３日以内とされている。したがって排卵日の３日前から排卵日までに受精は成立すると考えられる。

（4）着　　床

　受精卵は受精後ただちに細胞分裂（分割）を始め，卵管膨大部から卵管内を輸送され子宮腔に達する。子宮内膜は黄体ホルモンの影響でやわらかく厚くなり，受精後約１週間で，受精卵は子宮内膜に着床し，妊娠は成立する。

　妊娠するとホルモンの分泌が変化し，様々な徴候が現れる。月経は停止し，基礎体温の高温期が持続する。また吐き気，嘔吐，嗜好の変化などのつわりの症状が現れるが個人差が大きい。妊娠の初期（２週〜10週）は，心臓，脳，四肢などの器官が形成される時期であり，薬物への感受性が高い。妊娠の有無は尿検査により確認できるので，妊娠の場合は，薬の服用には注意し，X線の照射，アルコール，たばこはひかえることが望ましい。妊娠中の母体の変化と胎児の発育については表3-1に示す。

黄　体
　排卵後の卵胞は黄体となり，妊娠が成立しなければ約２週間で萎縮し，子宮内膜は剥離し月経となる。

子宮外妊娠
　受精卵が卵管など子宮腔以外で着床した妊娠。妊娠は維持できず流産する。

表3-1　胎児の発育状態と母体の変化

妊娠週数	4	8	12	16	20	24	28	32	36	40
胎児の発育	胎　芽 →	胎　児 ←								→
身　長(cm)	0.4~1.0	2~3	7~9	16	25	30	35	40	45	50
体　重(g)		4	20	120	250~300	600~700	1,000~1,200	1,500~1,700	2,000~2,500	3,000~3,500
子宮の大きさ	鶏卵大球状態	鷲卵大	手拳大	新生児頭大	少年頭大	成人頭大				
子宮底長(cm)			12 (7~16)	18 (16~20)	20 (18~23)	23 (20~25)	26 (24~29)	30 (28~32)	33 (31~35)	
子宮底の高さ			恥骨結合上縁	恥骨結合上縁と臍の中間	臍下2横指	臍　高	臍上2横指	臍と剣状突起の中間	剣状突起下2~3横指	臍と剣状突起の中間

起こりやすい異常

〈つわり〉　〈妊娠高血圧症候群〉
〈流　産〉　〈早産〉
〈先天異常〉　〈子宮外妊娠〉　〈骨盤位〉　〈破　水〉

母体の変化と生活上の注意

無月経　つわり　　　　胎動自覚　　　　腰痛・便秘・頻尿　　不眠・息切れ・めまいなどの不快症状

母子健康手帳　　母親学級　赤ちゃん用品の準備　産前休暇
感染，放射線，薬などに注意　肥満を防ぐ　貧血を防ぐ　早産に注意　入院の準備・出血に注意

（佐藤益子編著：小児保健，樹村房，p.21，2002）

3．避　妊　法

　望まない妊娠を避けるために，一時的に妊娠しないようにする方法が避妊法である。前述の妊娠の成立の過程がどれか一つでも阻害されれば妊娠は成立しない。ここでは主な避妊法について述べる。どの避妊法を選抜するかは，避妊効果，安全性，経済性などを考慮して決められるが，妊娠・出産は女性にとり大きな負担であり，望まない妊娠に対して人工妊娠中絶という選抜も女性には望ましいものではない。したがって妊娠するか否かの判断は，主として女性に委ねられるべきであり，避妊の主導権は女性が持つのが望ましいと思われる。

（1）経口避妊薬（ピル）

　ピルには，卵胞ホルモンと黄体ホルモンの2種類の女性ホルモンが含まれ，この作用で排卵を抑制することにより避妊する。21日間服用し，7日間服用を休み，28日の周期でこれをくり返す。飲み忘れなければ，避妊効果は100％であり，女性主導型の避妊法である。1999（平成11）年9月からホルモン含有量の低い低用量ピルが医師の処方で使用できるようになった。

　ピルの避妊効果は高いが，HIVやクラミジアなどのSTD（性感染症）を予防することはできない。

（2）コンドーム

男性用コンドームと女性用コンドームがあり，どちらも精子の膣内への侵入を妨げる避妊法である。男性用コンドームは，入手が容易なため日本で最も普及している避妊法である。他の避妊法が認められなかった時代から，男性用コンドームは性病予防の目的で使用されてきた。男性主体であり，正しい使用法でないと避妊効果は低下する。女性用コンドームは女性の意志で使用でき，日本でも最近発売されている。

コンドームは，最初から正しく装着すれば避妊効果は高く，同時に体液の直接の接触が避けられるためSTDの予防に有効である。

（3）IUD（子宮内避妊具　Intrauterine Contraceptive Device）

子宮内に器具を入れ，受精卵の着床を阻害する避妊法。リングとも呼ばれる。婦人科で挿入してもらう必要があるが，長期間有効であり，避妊効果は，経口避妊薬に次いで高い。IUDは子宮腔内の着床を防ぐことはできるが，子宮外妊娠を防ぐことはできない。また月経時の出血量が増えることがある。

（4）ペッサリー

子宮口をふさぎ，精子の子宮内への侵入を防ぐ避妊法。受胎調節指導員による指導を受ける必要がある。副作用がなく，女性の意志で使用できる避妊法であるが，現在あまり普及していない。

（5）殺 精 子 剤

精子を死滅させる薬剤を含んだ錠剤，ゼリーなどを膣内に挿入する方法。単独での避妊効果は低く，コンドーム，ペッサリーと併用することが多い。

（6）オギノ式避妊法

月経と月経の間に排卵が起こり，排卵後24時間で卵子の受精能力はなくなる。月経周期を利用し，排卵日を予測し，妊娠する可能性のある期間（受胎期）には性行為を避けるか他の避妊法を用いる方法。荻野久作博士の学説によれば，「排卵は月経周期の長短にかかわらず次回月経の12〜16日前に起こる。」とされている。精子の受精能力は約３日続くとされているので，受胎期は次回予定月経日の12〜19日前の８日間と推定される。

過去の月経の期間から予測するので確実な方法とはいえず，避妊効果は低い。

（7）基礎体温法

排卵後は黄体ホルモンにより体温が上昇する。婦人体温計を用い，基礎体温（朝，目覚めたときに静かに測定する体温）を測ると，月経から排卵までは低く，排卵後は比較的高くなる（図3-3）。高温相が３日以上続けば，排卵があったと考えられる。

以上，主な避妊法について述べたが，各避妊法の失敗率は図3-4に示す通りである。避妊効果はピルが最も高く，IUD，コンドームの順である。また性行

　為後の避妊方法には，中高用量ホルモン剤を服用する方法と，性行為後3日以内にIUDを挿入して妊娠を防ぐ方法がある。

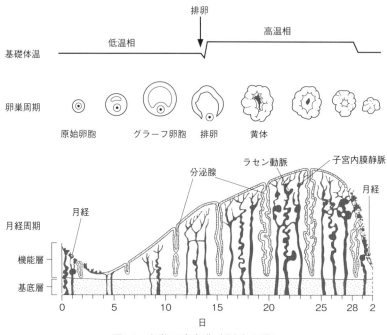

図3-3　卵巣-子宮内膜（月経）周期

基礎体温は排卵時に低下（約0.2℃）し，その後上昇（約0.6℃）して高温相に移行する。月経期に低温相に入る。

（黒島晨汎：本郷利憲他編，標準生理学第5版，医学書院，p.881，2000）

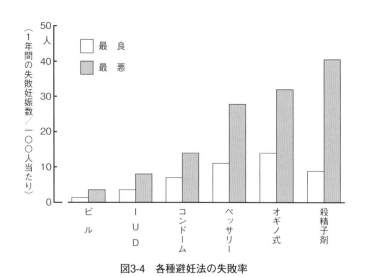

図3-4　各種避妊法の失敗率

（我妻堯：正しい避妊の知識，メジカルビュー社，p.159，1986）

4．リプロダクティブ・ヘルス／ライツ

　性と生殖に関する健康と権利であり，生涯を通じた女性の健康と性と生殖に関する自己決定権を意味する。1994（平成6）年カイロで開かれた国際人口開発会議で取り上げられ国際的に普及した。リプロダクティブ・ヘルスは，人間の生殖システムが，単に疾病，障害がないというだけではなく，身体的，精神的，社会的に完全に良好な状態であること指し，リプロダクティブ・ライツは，個人が子供の数，出産間隔，時期を決定する権利である。日本では，1999（平成11）年，リプロダクティブ・ヘルス／ライツの意識の浸透を図ることが提言されている。

▌2．　思春期・青年期

一般的に，思春期は10歳代，青年期は20歳代が相当する。本章では，この2つの年齢区分のうち主に青年期を取り扱う。

1．思春期・青年期の特徴

　思春期は身体の発育が急激に加速する時期であり，それに続く青年期は身体的には充実して精神面での成熟過程期である。社会参加が活発になり，対応して保護者からの自立の過程がみられる。それに伴って生活面での行動も，保護者による管理から自己管理への移行がみられる。

2．思春期・青年期の健康問題

　この時期は身体的に充実しており，死亡の割合が少ない年齢層である。この年齢期の3大死因は不慮の事故，自殺，悪性新生物であり（表3-2），この3死因が年齢群によって順番を変えて出現する。身体的な管理よりも，むしろ安全に対しての管理や精神面での管理が必要な年齢期である。疾病の発生状況では，呼吸器疾患や事故・骨折等が目立つ。学校保健安全法に基づいた定期健康診断による統計では，むし歯（う歯）の保有率が最も多く，裸眼視力1.0未満が続く。

　学校生活では，不登校・非行等の問題行動やスチューデント・アパシーのような精神的な問題が生じる。その他の問題としては，性行動が活発になることに併せて性感染症があり，また薬物濫用などの問題も生じる。

　現在の日本で多い生活習慣病の原因となる生活習慣は，この時期の自立や社会とのかかわりとの中で培われる。特に，高校までは学校生活の中では定期的に運動をする機会があるが，その後の自己管理の中で運動習慣を確立できなかった者は，その後も運動習慣を持たないまま年齢を重ねていく者が多く，将来

表3-2　死因順位

	全　　　体			男			女		
	第 1 位	第 2 位	第 3 位	第 1 位	第 2 位	第 3 位	第 1 位	第 2 位	第 3 位
10〜14歳	悪性新生物 114 (24.6)	自殺 99 (21.4)	不慮の事故 65 (14.0)	自殺 66 (24.8)	悪性新生物 59 (22.2)	不慮の事故 34 (12.8)	悪性新生物 55 (27.9)	自殺 33 (16.8)	不慮の事故 31 (15.7)
15〜19歳	自殺 503 (44.0)	不慮の事故 239 (20.9)	悪性新生物 111 (9.7)	自殺 307 (41.1)	不慮の事故 183 (24.5)	悪性新生物 76 (10.2)	自殺 196 (49.5)	不慮の事故 56 (14.1)	悪性新生物 35 (8.8)
20〜24歳	自殺 1,045 (52.1)	不慮の事故 314 (15.7)	悪性新生物 160 (8.0)	自殺 742 (52.8)	不慮の事故 254 (18.1)	悪性新生物 101 (7.2)	自殺 303 (50.5)	不慮の事故 60 (10.0)	悪性新生物 59 (9.8)
25〜29歳	自殺 1,059 (47.8)	不慮の事故 257 (11.6)	悪性新生物 240 (10.8)	自殺 761 (50.1)	不慮の事故 191 (12.6)	悪性新生物 130 (8.6)	自殺 298 (42.7)	悪性新生物 110 (15.8)	不慮の事故 66 (9.5)

＊数値は，2018年での実数，（ ）内の数値は，それぞれ年齢別死亡数を100としたときの割合（%）
（資料：厚生労働省，平成30年人口動態統計，2019）

の生活習慣病発症に関連する。肥満ややせの問題が出現するのもこの頃からである。流行のスタイルを求めるあまり，身体的には負担の大きいダイエットを実施したり，間違った情報から薬物濫用を開始する者も多い。無理なダイエットによって必要な栄養素等が摂取されなくなるため，貧血を始めとした様々な問題が生じる。精神的な問題から摂食障害を起こす者もいる。

（1）不慮の事故

　不慮の事故はこの時期の主たる死因のひとつであるだけでなく，これによって障害を抱える要因ともなる。屋外での不慮の事故は，主に交通事故である。

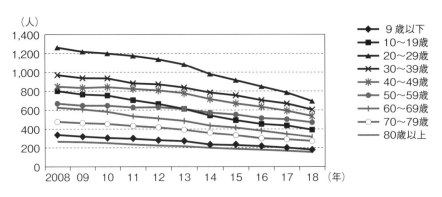

図3-5　年齢層別人口10万人当たり負傷者数の推移（各年12月末）

（資料：警察庁，平成30年中の交通事故の発生状況，2019）

　警察庁の統計によれば，交通事故の年齢層別人口10万人当たりの負傷者は，20歳代が最も多く，グラフには表れていないが，10歳代では15〜19歳が30歳代に次ぐ人数となっている（図3-5）。また，年齢層別にみた致死率は50歳以上を除く年代では10歳代後半が最も高くなっている（表3-3）。一方，原付自転車以上の運転者（第１当事者）の交通事故は，2018（平成30）年で20歳代が当事者となった交通事故が全体の18.5％を占めている（表3-4）。ただし，発生数は全体的に減少傾向にある。

表3-3　年齢層別致死率（2018年中）

年齢層別	死傷者数	死者数	負傷者数	致死率
14歳以下	30,277	69	30,208	0.23
15〜19歳	32,629	131	32,498	0.40
20〜29歳	86,406	255	86,151	0.30
30〜39歳	90,333	211	90,122	0.23
40〜49歳	101,712	317	101,395	0.31
50〜59歳	74,223	368	73,855	0.50
60〜64歳	27,176	215	26,961	0.79
65歳以上	86,622	1,966	84,656	2.27
合　　計	529,378	3,532	525,846	0.67

注1　致死率＝死者数÷死傷者数×100
（資料：警察庁，平成30年中の交通事故の発生状況，2019）

表3-4　原付以上運転者（第１当事者）の年齢層別交通事故件数（2018年中）

年齢層別	15歳以下	16〜19歳	20〜24歳	25〜29歳	30〜39歳	40〜49歳	50〜59歳	60〜64歳	65歳以上	合　　計
交通事故件数	46	13,158	41,578	33,764	62.398	76,336	61.346	28,072	90,057	406,755
構成率	0.0	3.2	10.2	8.3	15.3	18.8	15.1	6.9	22.1	100.0
前年からの増減率	−8.0	−13.9	−10.5	−12.4	−12.7	−9.8	−5.6	−8.1	-5.3	−9.0

（資料：警察庁，平成30年中の交通事故の発生状況，2019）

（2）こころの健康

　この年齢時期は自我が確立していく過程の時期であり，精神的にも不安定である。そのため，自殺や拒食等のこころに関連した問題が生じやすい。

1）自　殺

　警察庁の統計によれば，2018年の自殺者数は20,840人で，このうち20歳未満は599人（全体の2.9％），20歳代は2,152人（10.3％）であり，ともに男性が多い。動機別では，20歳未満では「学校問題」「健康問題」「家族問題」が，20歳代では「健康問題」「勤務問題」が上位を占めている。

　一方，厚生労働省・警察庁の調査では，小・中・高校の児童生徒の自殺者数は，近年350人前後で横ばい状態にあり，全体の自殺者数が減少する中で，児

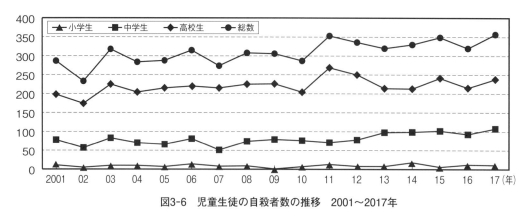

図3-6　児童生徒の自殺者数の推移　2001〜2017年

（資料：厚生労働省・警察庁，平成29年中における自殺の状況，2018）

童生徒の自殺は減少していない。2017（平成29）年では357人となっている（図3-6）。

2）スチューデント・アパシー

スチューデント・アパシーという用語は，1961（昭和36）年にWalters, P.A.J が「大学生に見られる，慢性的な無気力状態を指す男性に特有の青年期発達の障害」と定義して報告したのが最初と言われている。

日本では，1950年代の高度成長期に，大学進学率の増加に伴って国立大学教養学部での大量留年の実態が明らかになり，社会的な問題となった。1967（昭和42）年には留年の類型化から「自らも明らかに捉えられないような空虚感や無感動」を示す留年生の一群の存在が指摘されている。その後，1973（昭和48）

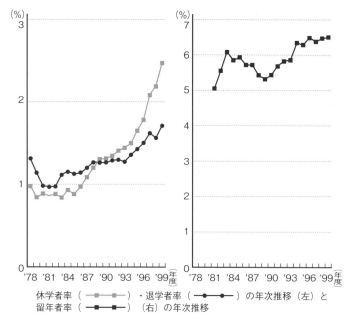

休学者率（　　　　）・退学者率（　　　　）の年次推移（左）と
留年者率（　　　　）（右）の年次推移

図3-7　休学者率・退学者率・留年者率の年次推移

（資料:国立大学等保健管理施設協議会「大学における休・退学,留年学生に関する調査」）

年にWaltersの概念が日本に導入され，それによって日本にもスチューデント・アパシーという言葉が定着した。

　国立大学等保健管理施設協議会による調査では，国立大学における休学者・退学者の割合は，1985（昭和60）年度頃から1999（平成11）年度にかけて一貫して増加傾向を示している。また，留年者率も1989（平成元）年より増加している（図3-7）。休学，退学，留年の理由には海外留学や他大学再受験，資格取得準備といったいわゆる「積極的理由」の他に，大学不適応や勉学意欲の減退・喪失といったアパシーに関連した「消極的理由」の者が含まれていると言われている。また，スチューデント・アパシー自体の増加を指摘する研究報告もある。

　スチューデント・アパシーは様々な研究者が概念付けを行っており，未だ統一された概念が確立しているわけではないが，主症状については「やる気が起きない（無気力）」，「興味がわかない（無関心）」，「楽しいという感情が起きない（無快楽）」の3種類の側面で問題が生じているという点では一致しているようである。しかしこの症状はその人の本業と言うべき活動に限定して出現し，それ以外では積極的に活動していることも多いという点も特徴的である。

　スチューデント・アパシーは長期化・重症化すると，本業以外の活動にも無気力な状態となると言われている。最近では，アパシーは大学生にだけにとどまらず，中学生からサラリーマン層にまで広がっていることを指摘する専門家もいる。

3）摂食障害

　この疾患は，アメリカの有名ポップスグループのメンバーが摂食障害によって死亡したことで，広く知られるようになった。

　摂食障害には，主に神経性無食欲症（拒食症）と神経性過食症（過食症）の2つの病態がある。食欲はないが活動的で，どんなにやせていても自分が異常であることを認めない拒食症と，「気晴らし食い」も含めた過食行動と嘔吐や下剤濫用による浄化行動を繰り返し，無気力・抑うつ的で，自分の異常な行動を自覚している過食症は，全く正反対の病態にみえる。しかしながら，主として青年期の女性に多くみられ，やせを希求する心理が著明という共通の特徴を持つ。また，拒食症患者が数ヶ月後に過食症へと移行したり，過食症患者がしばしば拒食症のような症状をみせたりする。

　摂食障害を起こす原因として，職場や学校・家庭でのストレスやダイエットを発端とした食行動の変調がある。前者はストレスを過食で解消したり，あるいはストレスによって食欲が低下して拒食に陥る。後者は，ダイエットを実施している過程でそのまま拒食・過食に陥ってしまう場合と，ダイエットのための忍耐を克服できない人が食後に自発的嘔吐を繰り返して減量を行っているうちに拒食・過食になる場合がある。

　　拒食症になると，心理的要因から無月経や無食欲等の身体症状が引き起こされるだけでなく，食事を取らないために内分泌代謝や体内の電解質バランスの異常が生じる。個々の問題は別々に生じるのではなく，互いに関連してさらに食行動が悪化するという悪循環が起きる。内分泌代謝異常や電解質異常によって，死にいたる可能性も十分ある。

　　一方，過食症の場合も，自制が困難な食衝動とそれを自制できないことに対する自己嫌悪の繰り返しがみられる。意図的な嘔吐と下剤の濫用によって，食事を取っていても十分な栄養素等が体内に取り込まれるわけではなく，また体内の電解質バランスを崩すために，拒食症と同様，身体には大きな負担が生じる。

3．生活習慣の確立

　　この時期は，以降の生活習慣を決定する大事な時期である。また，この時期に身についた生活習慣，特に食習慣や運動習慣は，各自の生活習慣病発症との関連のみでなく，次世代の子供達への生活習慣確立にも影響を与える。つまり，小児期の生活習慣は親を始めとする保護者によって管理されているために，親たちの生活習慣に対する態度や考え方が影響するのである。

　　平成30年国民健康・栄養調査によれば，20歳代はBMI（体重（kg）／身長（m)^2）が25.0以上の肥満者の割合は他の年齢群に比べて最も低い一方で，18.5未満のやせの者の割合が最も高くなっている。また，①脂質によるエネルギー摂取が多い，②不飽和脂肪酸の摂取が多い，③食物繊維の摂取が少ない，④カルシウム摂取が少ない，⑤食塩摂取が少ない（男性10.8g/日，女性8.8g/日），⑥鉄の摂取が少ない，等の状況がみられる。食品群別の摂取状況でみると，野菜類の平均摂取量は他の年齢群と比較して30歳代とともに最も少なく（250.5g/日），140g/日未満の者が50％と最も多い。また，朝食の欠食率も男性で30.6％，女性で23.6％と前年よりも特に男性では減少したものの，未だ他の年齢群よりも高い水準である。

　　同じ調査における20歳代の1日当たりの平均歩数は，男性で約7,900歩，女性で約6,800歩と他の年齢群に比して少なくはないが，運動習慣のある（1日30分以上の運動を週2回以上実施し，1年以上継続している）者の割合は，男性で17.6％，女性で7.8％とどちらも各年齢群で最も低い。

　　喫煙や飲酒の習慣が確立されるのも，この時期である。特に禁煙は周囲からの影響を受けて喫煙をはじめて，そのまま習慣化されることが多い。現在習慣的に喫煙している者が，男女とも全体での割合より多い。飲酒については，生活習慣病のリスクを高める量を飲酒している者の割合は男女ともに全体よりも低い値となっている（第2章4．健康関連行動参照）。

■3. 壮　年　期

1．壮年期の特徴

　一般的に壮年期とは，文字どおり壮健で，活力に溢れた働き盛りを指す。人は青年期を経て，この時期，社会人として仕事に就いたり，家庭を持って，その人らしい充実したときを過ごすことになる。これは同時に，個人として，また社会人として，家庭人として，様々な局面での健康問題を抱えることにもなりうる。

　人は生涯発達の段階のなかで，青年期までに，その人その人の生き方や生活習慣を作り上げている。この生活習慣の中に不健康につながりやすい要因があれば，その積み重ねから，壮年期には様々な生活習慣病が顕在化することになる。生活習慣病の代表的な疾患としては，がん，心臓病，脳血管疾患，高血圧症，糖尿病などがあるが，これらはいずれも個人の食生活，日常活動，休養や喫煙，飲酒などの生活習慣と深くかかわっている。（これらの生活習慣病については，第1章の4に詳述があるので，参照されたい。）

　先にも述べたように，壮年期には，仕事に就き，生計を立てて，個人の生活を，同時に家族の生活を維持してゆくことが多い。就労することによる心身の負担から生ずる健康問題としては，職業病を取り上げなければならない。なお，2018（平成30）年の40歳代の死因順位は第1位ががん（悪性新生物〈腫瘍〉），第2位が自殺，第3位が心疾患（30歳代では第1位自殺，第2位がん，第3位不慮の事故）で，近年，働き盛りの人々の自殺・うつ病の問題が深刻化し，社会問題にもなっている。ここでは，このような問題を含めた職業と健康のかかわりや実際の職場での健康づくりについて述べる。

2．職業と健康

（1）職業病とは

　現在，わが国の労災保険適用者数は約5,836万人（2018年3月末）である[1]。就労者の属する各々の職場の作業環境や作業方法などの作業条件が原因で，就労者に心身の健康障害が生ずることがある。このような疾病を職業性疾病と呼んでいる。

　なお，業務上疾病という語もあるが，これは労働基準法上の法律用語であり，労働者が業務上負傷し，疾病にかかった場合に，同法75条などにより，必要な療養に要する費用と，休業し療養中の者に対する賃金について，支払うことが使用者に義務付けられているものである（労災補償という）。したがっ

労災補償
　労災保険制度は業務上の事由または通勤による労働者の負傷，疾病，障害，死亡等に対して保護を行うために保険給付を行い，あわせて被災労働者の社会復帰を図るための労働福祉事業を行うもの。
　①療養補償，②休業補償，③傷病補償，④障害補償，⑤遺族補償，⑥介護補償などがある。[2]

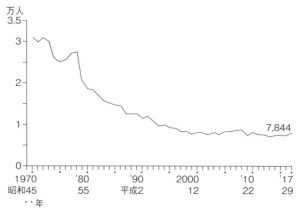

資料　厚生労働省「業務上疾病発生状況等調査」

図3-8　業務上疾病者数の年次推移

(厚生労働統計協会編：国民衛生の動向 2019/2020, 厚生労働統計協会, p.326, 2019)

て，業務上疾病は職業性疾病と重なる部分があるものの，範囲が限定されていることになる。

　職業病は18世紀後半に始まるヨーロッパの産業革命以降の産業の発達とともに，多発するようになったが，わが国でも明治維新以降の近代工業社会の出現以来，じん肺，職業性難聴などの多くの職業病が報告されている。このような経験から，職業性疾病を予防するために，大正時代の工場法（1916・大正5年）から始まり，戦後は労働基準法（1947・昭和22年），労働安全衛生法（1972・昭和47年）などの法律が施行されたが，これらの施策が十分機能するようになるまでには長い年月を要し，また多くの就労者の犠牲が払われることとなった。

　現在でも，じん肺やアスベストによる肺がんのように，曝露から長期間を経て発症する疾病については引き続きの経過管理を要するが，その他の職業性疾患については労働安全衛生法等のもと，就労者のための様々な対策が講じられた結果，その発生は減少傾向にある。

（2）有害要因と職業病

　職業性疾病とは，ある特定の職業に従事することによって発生するもので，その職業に従事する者にはすべて発症し得る可能性がある。要因としては，物理的及び化学的な作業環境によるものと，作業方法などの作業条件によるものに大別される（表3-5）。

（3）最近の労働条件下での職業病

　労働安全衛生法などの法律のもと，作業環境の管理（工場内の空気中の有害物質の濃度管理など）や作業管理（作業姿勢や防塵マスク等の保護具の指導など），職業病のための健康診断（特殊健康診断）が確実に実施されるようになり，職場環境の整備はここ40年あまりで，格段の改善がみられるようになった。

　その結果，戦争直後のような有害化学物質による急性中毒などは激減した。

表3-5　有害要因と職業病

| i）**物理的有害要因** |
| 高温（熱中症），低温（しもやけ，凍傷，低体温，凍死），異常気圧（潜函病，潜水病），レーザー（網膜障害），赤外線（皮膚の紅斑，白内障など），紫外線（電光性眼炎，皮膚の日焼け，皮膚がんなど），騒音（聴力障害），振動（レイノー現象など局所振動障害，動揺病など全身振動障害） |
| ii）**化学的有害要因** |
| 粉塵（塵肺），無機の酸やアルカリ（皮膚障害，角膜などの障害，気道障害，歯牙酸蝕症），重金属（中枢・末梢神経障害，気道障害，腎障害，肝障害，皮膚障害，造血器障害など），有機溶剤（中枢神経障害，末梢神経障害，皮膚障害，肝障害，腎障害など）酸素欠乏（中枢神経障害）など |
| iii）**その他（作業条件による）** |
| VDT作業（眼・手腕肩などの疲労，精神的ストレス）ストレス（循環器疾患，うつ病など） |

（原表　佐藤洋：からだの科学No.162，日本評論社，小泉明監修：健康生活医学事典，チクマ秀版社，p.597，1995）

ただし，産業界には次々に，新規化学物質等が導入されており，その取扱いについては，その都度慎重な対策が必要とされている。

しかし，表3-4・有害要因の分類のうち，iiiの作業条件によるもの（VDT作業による健康障害，ストレスによる循環器疾患・うつ病など）は比較的最近の労働条件の下で，発生するようになったものであり，その対策についても様々な試みが進行中である。そこで，ここでは，このVDT作業による健康障害とストレスによる循環器疾患・うつ病について取り上げる。

1）情報機器作業による健康障害

職場にコンピューターが導入されるようになったのは1970年代後半である[3]。以来40年あまり，IT（情報技術）化が急速に進められ，今ではほとんどの事業所に導入されているばかりでなく，一般家庭でも広く使用されている。コンピューター作業はCRTディスプレイ画面を見ながら行う。また最近では，CRTとは異なる液晶画面のノート型パソコンや携帯情報端末なども利用されており，情報機器も多様化している。

このように，職場で誰もが情報機器作業を行うという状況のなか，様々な問題点も指摘されており，厚生労働省が2008（平成20）年に実施した「技術革新と労働に関する実態調査」によると，情報機器作業者のうち，精神的疲労を感じている者は34.6％，身体的疲労を感じている者は68.6％に上っている[4]。

情報機器作業による健康障害は，画面を見つづけることによる眼の疲労（眼精疲労），一定の姿勢でキーボードを打つことによる頸肩腕や腰の疲労といった身体的疲労ばかりでなく，この作業を続行することにより生ずる集中力の低下やイライラ感などの精神的疲労の2つである。これらは，例えば重い機材を運搬するような，全身の筋肉を大きく動かすことによる従来型の動的疲労とは異なり，眼や頸肩腕といった局所の筋肉だけを緊張させる作業による疲労で，大きく

身体を動かすことはないという意味で，静的疲労と呼ばれている。

　この情報機器作業による身体的疲労，精神的疲労を予防するため，厚生労働省では，2002（平成14）年に「VDT作業における労働衛生管理のためのガイドライン」を通達し，2019（令和元）年には改訂版として「情報機器作業における労働衛生管理のためのガイドライン」が示された。

　以下は情報機器作業に関するガイドラインの要旨である[5]（図3-9も参照のこと）。なお，これは職業病の管理という意味合いだけでなく，コンピューター作業を頻繁に行う学生の日常生活にも適用されうるものである。参考にしていただきたい。

① 作業時間については，1日4時間以上の拘束性のある作業（常時ディスプレイを注視，または入力操作。休憩や作業姿勢の変更に制約）を行う労働者では，連続作業時間は1時間を超えないようにする。連続時間と連続時間の間に10～15分程度の作業休止時間を置く。一連続時間内に1～2回の小休止（1～2分）を設ける。

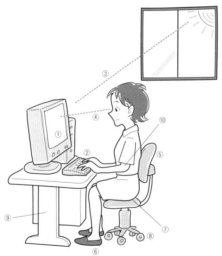

①画面上における照度は500ルクス以下にする。
②書類上及びキーボード上における照度は300ルクス以上にする。
③窓からの光や照明などの映り込みがないように。
④40cm以上の視距離を確保するように。また，画面の上端が目の高さより10～15度下になる高さに。
　（上目づかいになると，首の疲れ，眼の疲れ，眼球露出面積増加によるドライアイが起こりやすい）
⑤椅子には深く腰をかけて背もたれを十分あてる。
⑥履物の足裏全体が床に接すること。必要に応じて足台をつかうこと。
⑦椅子と大腿部膝側背面との間には手指が押し入る程度のゆとりがあること。
⑧椅子は高さ調節ができ，かつ姿勢を時々変えられるように，キャスターつきの容易に移動できるものであること。
　（椅子が一つのところに固定されると人間の姿勢も一つに固定され，種々の疲労が引き起こされる）
⑨机の高さは約67cm前後（多くのパソコンデスクの高さ）に。画面をパソコン本体の上に置くことが多いがその場合には④の眼の高さが上目づかいとなってしまう。机にディスプレイ画面を直接置くことが望ましい。
⑩肘の角度は90度を超える方が疲労が少ない。また，手首は浮かせずにキーボードにつけること。

図3-9　情報機器作業における注意点
（資料　厚生労働省・基発0405001号，2002年「VDT作業における労働衛生管理のためのガイドラインについて」）

　なお，拘束性のある作業以外の型に該当する作業に従事する者についても，同様に作業休止時間及び小休止を設ける。

② 作業者はディスプレー，キーボード，マウス，椅子の高さ等を総合的に調整する。

③ 室内は，できるだけ明暗の対照が著しくなく，かつ，まぶしさを生じさせないこと。（ディスプレー画面上における照度は500ルクス以下，書類上及びキーボードにおける照度は300ルクス以上とする。）また，ディスプレー画面の明るさ，書類・キーボードにおける明るさと周辺の明るさの差をなるべく小さくする。

④ ディスプレーのグレア（画面への映り込み）を防止する。

⑤ 作業の間に職場体操を行う。

　また，最近普及しているノート型パソコンはキーボードとディスプレーを一体型にして，持ち運びが便利に設計されている分，作業姿勢が拘束されやすい。いつでもどこでもということで，外で使うようにし，できれば，オフィスでは従来からのCPUのパソコンを使うことが望ましいと考える。

グレア（glare）
　VDT画面に天井の照明や明るい窓が映りこむこと。眼精疲労や精神的疲労の原因となるので，画面の角度を調整したり，窓にブラインドを下ろすなどすることが求められる。

2）ストレスによる循環器疾患・うつ病

　脳・心臓疾患（循環器疾患）は血管病変等が長い年月の生活の中で，発生・進行・増悪するといった自然経過をたどるのが一般的であるが，近年このような疾病が，職業によるストレス・過重な労働負荷により，自然経過を超えて著しく増悪し，永久的な労働不能や死（過労死）にいたるといったケースが社会問題となっている。

　そこで，厚生労働省は，2001（平成13）年に脳・心臓疾患の労災認定基準の改正を行い，長時間労働，深夜勤務，交代制勤務，不規則な勤務などの負荷要因を示し，特に時間外労働の時間の目安を，発病前1ヶ月におおむね100 時間または発病前2ヶ月ないし6ヶ月間にわたって1ヶ月当たりおおむね80時間を超える場合は業務と発病との関連性が強いと評価することを加えた。これにより，従来からの突発的な直接的な原因としての過重負荷だけでなく，長期間にわたる疲労の蓄積と病気の関係が考慮されるようになった[6]。

　また，近年増加している壮年期の就労者のうつ病・自殺についても，発病前おおむね 6ヶ月の間に，職場以外のストレスではなく，客観的に精神障害を発病させるおそれのある業務による強い心理的負荷が認められること等を基準に業務起因性の病と認定するようになっている[7]。

　なお，過重労働・メンタルヘルス対策として，2006（平成18）年4月（小規模事業所は2008（平成20）年4月）から，改正労働安全衛生法による面接指導制度が導入され，過重な時間外労働（100時間/月以上の残業）を行った者の申請により，医師が面接を行い，その結果に基づき労働時間の短縮などの措置を

とることを義務づけることになった。

　一方，各事業場では，既にメンタルヘルスの体制を整えているところも増え
つつあるものの，うつ病の早期発見・早期治療やこころの問題で休業した労働
者の職場復帰のための支援，プライバシーに配慮した相談体制の整備などが急
務の課題となっている事業場も多い。

表3-6　「過労死」等及び精神障害等の労災補償状況
(件)

	年度	2014	2015	2016	2017	2018
「過労死」等	請求件数	763	795	825	840	877
	支給決定件数	277	251	260	253	238
精神障害	請求件数	1,456	1,515	1,586	1,732	1,820
	支給決定件数	497	472	498	506	465

資料：厚生労働省労働基準局調べ
(注1)　「過労死」等とは，業務により脳・心臓疾患（負傷に起因するものを除く。）を発症した事案（死亡を含む。）をいう。
(注2)　精神障害とは，業務により精神障害を発病した事案（自殺を含む。）をいう。
(注3)　請求件数は当該年度に請求されたものの合計であるが，支給決定件数は当該年度に「業務上」と認定した件数であり，当
　　　該年度以前の請求も含む。
(厚生労働省：平成30年度「過労死等の労災補償状況」，2019より）

3.　職場の健康づくり

（1）安全衛生管理体制

　労働安全衛生法では，事業者は事業場の規模に応じて必要な安全衛生管理体
制の整備を図ることが義務づけられている。図3-10は標準的な安全衛生管理体
制を示したものである。

① 産業医については，常時1,000人以上の労働者を使用している事業場または
　特定の有害業務従事者が500人以上の事業場では専属の産業医を置くことが
　義務づけられている。また，常時50人以上の労働者を使用する事業場では，
　専属の要はないものの，産業医の条件を満たす者を選任し，労働者の健康管

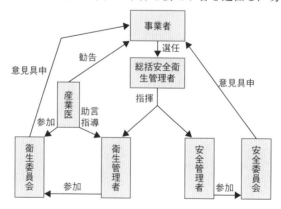

図3-10　労働安全衛生法に基づく安全衛生管理体制（例）

（厚生労働統計協会編：国民衛生の動向2019/2020，厚生労働統計協会，p.329，2019）

理を行わなければならないことになっている[8]。

産業医は一般の健康診断や有害業務のための健康診断(特殊健康診断)に関する業務,有害職場の巡視,衛生委員会への参加などの業務に従事している。

② 常時50人以上の労働者を使用する事業場では,衛生委員会を設け,健康障害防止などについての調査審議をさせることになっており,毎月1回以上開催しなければならない。議長を除く委員の半数は労働者の代表が選ばれる。

③ 衛生管理者については,常時50人以上の労働者を使用する事業場は,衛生管理に関する技術的事項を管理させるため,事業場の規模に応じて衛生管理者を選任しなければいけないことになっている[8]。

衛生管理者
作業環境改善や衛生管理の業務,労働者に対する安全衛生教育の実施や健康管理などの業務を行う。医師,労働衛生コンサルタントなどの他,衛生管理者免許試験に合格した者が衛生管理者になれる。一般企業では安全・環境などの業務を行う部署の担当者が試験による免許を得て,活動することが多い。

（2）トータル・ヘルス・プロモーション・プラン（THP）

（1）では,法律上義務付けられている安全衛生管理体制について述べたが,各企業が高年齢労働者の増加やメンタルヘルスに関する問題を抱えるようになった現状等を踏まえ,さらに積極的な健康増進措置の必要性に迫られるようになった。

そこで,厚生労働省では,労働者の心身両面にわたる健康保持・増進のための施策として,トータル・ヘルス・プロモーション・プラン（THP）を立ち上げ,普及・定着を図っている。THPの実施は労働安全衛生法により,事業者と労働者の努力義務となっている。具体的には図3-11に示すように,健康測定の結果に基づき,産業医が中心となり,運動指導や保健指導,心理相談,栄養指導がそれぞれの専門家である健康づくりスタッフによって実施されている。

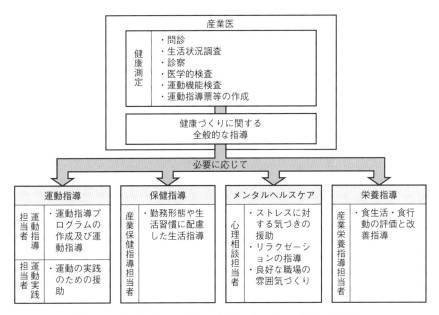

図3-11　トータル・ヘルス・プロモーション・プラン（THP）

（厚生労働統計協会編：国民衛生の動向2019/2020,厚生労働統計協会,p.334,2019）

（3）中小企業等への対策

　従業員数50人未満の事業場に勤務する労働者は労働者全体の64％を占める。中小企業での労働災害の発生率は大企業に比べて相当高く，健康診断・作業環境測定などには十分な定着がみられない状況にある。このため以下の対策が講じられている。

① 1999（平成11）年から「小規模事業場等団体安全衛生活動援助事業」をスタートさせ，安全衛生専門家の指導の下，小規模事業場が実施する安全衛生活動計画の策定，安全衛生教育などの基本的安全衛生対策に対する支援を行っている[8]。

② 従業員数50人未満の事業場には産業医の選任義務がないため，独自に医師に依頼して助言を受けることが困難である。このため小規模事業場を対象として，健康相談・個別訪問産業保健指導などを行う産業保健総合支援センターを全国に設置している[9]。

■4. 高 齢 期

　高齢者と表現される年齢は，保健・医療・福祉の各行政サービスで，65歳以上，あるいは70歳以上と扱う内容によって異なっている。また，近年では75歳以上を後期高齢者として分けて扱うこともある。本章では，65歳以上を高齢者として取り扱う。

1．高齢者を取り巻く社会

　2018（平成30）年10月現在の日本の人口は約1億2,644万人であり，そのうち65歳以上の人口は約3,558万人，老年人口割合は28.1％と，急激な速度で高齢化が進んでいる。並行して生じている人口減少，少子化によって高齢化はさらに進み，2065年には老年人口割合は38.4％になると予測されている。

　一方，世帯は核家族化が進んでいる。2018年の国民生活基礎調査によれば，一般世帯の総数は約5,099万世帯で，1世帯当たりの平均世帯人員数は2.44人である。核家族世帯は約3,080万世帯で，全体の60.4％を占める。次いで単独世帯は27.7％（約1,412万世帯）で，この2つの類型はともに増加傾向にある。

　65歳以上の者がいる世帯数は，2018年で約2,493万世帯，全世帯の48.9％に達し，5割近い世帯には高齢者がいる。65歳以上の者がいる世帯で最も多いのは夫婦のみの世帯であり（約804万世帯，32.3％），次いで多い単独世帯（約683万世帯，27.4％）と併せると高齢者の6割以上は夫婦のみ，あるいは単独で生活していることになる。

　この世帯の状況は，すなわち高齢者の生活を支える家族の介護力が弱いことを意味する。介護力が弱い家族は，治療が必要なくなっても行き場がないために退院できない高齢者の社会的入院を引き起こし，他方，老人ホーム等の老人福祉施設への入所希望者の増加を促す。特に高齢者の社会的入院は，病院の「急性期の集中治療」という入院機能を必要とする患者の受け入れを損なうため，大きな社会問題となる。この状況は少子化による将来の生産年齢人口である医療従事者の減少と相まって，今後さらに促進すると考えられる。

表3-7　世帯構造別世帯数（2018年10月）

単位：千世帯（%）

	総数	単独世帯	核家族世帯			三世代世帯	その他の世帯
			総数	夫婦のみの世帯	親と未婚の子のみの世帯		
全体	50,991 (100)	14,125 (27.7)	30,804 (60.4)	12,270 (24.1)	18,534 (36.3)	2,720 (5.3)	3,342 (6.6)
65歳以上の者のいる世帯	24,927 (100)	6,830 (27.4)	13,167 (52.8)	8,045 (32.3)	5,122 (20.5)	2,493 (10.0)	2,437 (9.8)

（資料　厚生労働省：平成30年国民生活基礎調査の概況，2019より作成）

2．高齢期の特徴と問題

　加齢とともに体力の低下を始めとする様々な身体機能の衰えが生じている。そのために肺炎などの感染症に罹りやすく，転倒による骨折や事故等の損傷を受ける者も多い。近年では生活習慣病のような生活習慣の蓄積が関連する慢性疾患や，その疾患によって生じた障害を抱えて生活する高齢者が増加している。これらの高齢者では，生活のあらゆる場面で障害を生じ，そのまま寝たきりとなる場合もある。また多くの高齢者は仕事を退職しているが，そのために社会への参加の機会がなくなり，身体の衰えと重なって，そのまま自宅などに引きこもってしまうきっかけになる。

　老人性認知症は，特有の精神症状や問題行動があるために，介護する側，特に家族にとっても精神的・肉体的負担を生じる。現状では認知症の原因等で解明されていないことが多く，予防等が行いにくい。高齢者では環境への適応能力も低下するため，先述した社会的入院等の入院の長期化が寝たきりや認知症を生じさせるきっかけになる場合もある。

3．高齢期の保健・医療・福祉

　高齢者の健康的な生活を支えるものとして，高齢者医療確保法，老人福祉法，介護保険法と健康増進法がある。この4法に基づいて，高齢者の保健医療

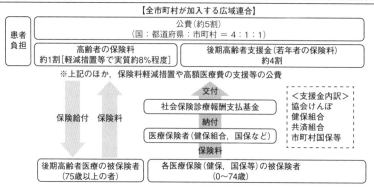

図3-12　後期高齢者医療制度の運営の仕組み（2019年現在）
（厚生労働統計協会編：国民衛生の動向2019/2020，厚生労働統計協会，p.234，2019）

サービス，福祉サービスや介護を含めた生活支援体制がつくられている。

（1）高齢者の医療

　高齢者の医療受診に対しては，高齢者の健康保持を図るために1973（昭和48）年に老人医療費支給制度が開始された（高齢者の医療費無料化）。この制度によって高齢者は受診が容易になった反面，高齢者の健康に対する考えを歪め（病気はならないようにするよりも病院に受診するほうが良い），無料であるが故の行き過ぎた受診を招くこととなった。高齢者の医療費無料は，1983（昭和58）年に終了した。現在，国民医療費の増加が国の財政を圧迫しているが，高齢化に伴って国が負担する老人医療費は増大して国民医療費の増加を引き起こしており，また国民医療費における老人医療費の割合も上昇している。この状況は，今後さらに進むと考えられる。

　75歳以上の高齢者（後期高齢者）は，他の年齢の人に比べて複数の疾患に罹ったり，治療が長期化する傾向があり，医学的管理も他の年齢層とは異なる。このような後期高齢者の特性を踏まえて，2008（平成20）年4月から新たな医療制度（後期高齢者医療制度）が創設された（高齢者医療確保法）。この制度では，世代間における医療費負担の不公平感を軽減し，高齢者の中で医療費負担を公平にするとともに，公費（税金）を重点的に充てることによって，安定した医療費の確保を目指している（図3-12）。

　現在，慢性疾患を抱えており，医学的管理を必要とする高齢者を対象とした病床を設定しているが，これらの病床は，医療と介護の機能分担を推進するための再編成が検討されている。また，老人性認知症の患者については一般の精神科病棟とは区別した病棟での入院治療が行われている。自宅で生活しており，身体上の問題等で病院への受診が困難な高齢者が医療を必要とした場合には，訪問診療によって診察や治療を受けることができる。

表3-8　老人ホームの種類

		対象年齢	入所の要件		入所・その他
養護老人ホーム		65歳以上	身体上もしくは精神上，または環境上の理由及び経済的な理由により居宅での生活が困難な者		市町村の措置決定に基づく
軽費老人ホーム	A型	60歳以上（夫婦で入所する場合はどちらかが60歳以上）	家庭環境，住宅事情等の理由で居宅において生活することが困難な者	利用者の資産等が利用料の2倍に満たない者 身寄りがない，または家族との同居が困難な者	低額で利用できる
	B型			利用者が自炊できる程度の健康状態である者 （利用者の食事は原則自炊）	
	ケアハウス			自炊ができない程度の身体機能の低下がある者 独立して生活するには不安がある者 家族による援助を受けることが困難な者	

（2）高齢者福祉

　高齢者の生活支援として，介護サービスの他に日常生活用具の給付や施設サービスがある。また，最近では介護予防・生活支援や高齢者の生きがいづくりに福祉サービスが提供されている。

　日常生活用具給付等事業は，一人暮らしや寝たきりの高齢者，およびその家族の生活の利便を図ることを目的としている。火災報知器や自動消火器の他，電磁調理器，高齢者用電話の給付・貸与を行っている。

　高齢者を対象とした福祉施設（居住施設）は老人ホームと言われるが，年齢や身体状況，家庭環境，経済状況等によっていくつかの種類がある（表3-8）。また，高齢者のレクリエーションの場として憩いの家や休養センターが設置されている。

　高齢者がこれまでに培った豊かな経験と知識，技能を発揮し，生きがいを持って社会参加を行っていけるよう，高齢者ボランティアセンターを設置して登録した高齢者が地域に技能を提供できるようなシステムが置かれている。また，引きこもりや寝たきりの予防の点からも，仲間づくりの重要性が指摘されており，老人クラブ活動に対する支援等が行われている。

（3）在宅ケアと介護保険

　高齢者のケアは，公的介護保険制度を基本として行われている。世界的には，高齢者の介護は措置（社会福祉）制度によって実施するのが基本であり，現在，日本以外で保険制度を導入しているのは，オランダ，ルクセンブルグ，ドイツ，韓国などである。従来の措置制度では，サービスが税金で提供される，つまり介護の必要性が小さい年齢層も支払っているために負担者と利用者が異なること，またサービスの内容や契約事業者は行政が決定するために利用

者のニードに合わなかったり，サービスの質の向上が望めないこと等が生じた。2000（平成12）年４月に導入された公的介護保険制度では，被保険者を介護の必要性が高くなる40歳以上にしたことで，サービス利用における負担者の平等性を確保するとともに，利用者がサービスを選択して，事業者と自由契約で利用できるようになった。

　介護保険の被保険者は40歳以上であり，このうち介護保険により提供されるサービスを利用できるのは，要介護状態の65歳以上と，老化が原因の疾患（16種類が特定されている）によって要介護状態になった40歳以上である（表3-9）。保険者は，地方自治体である。

表3-9　介護保険制度における被保険者等について

	第１号被保険者	第２号被保険者
対象者	65歳以上の者	40〜65歳未満の医療保険加入者
受給権のある者	・要介護者（寝たきりや認知症で介護が必要な者） ・要支援者（要介護状態となるおそれがあり日常生活に支援が必要な者）	左のうち，初老期における認知症，脳血管疾患などの老化に起因する疾病(特定疾病)によるもの

（資料　厚生労働統計協会編：国民衛生の動向2019/2020，厚生労働統計協会，p.248，2019）

　介護サービスを受けるには，居住地の地方自治体に申請して要介護状態の認定を受けた後，サービスの内容や量を決定して利用する（図3-14）。認定を受けるためには，主治医による現在の身体状況を医学的に説明した意見書（主治医意見書という）が必要である。誰を主治医とするかは，原則として申請時に申請者が決定して申告することになっている。介護保険を利用できるサービス量は要介護認定度によって定められているが，内容や頻度等は利用者が決められる。この利用計画を介護サービス計画（ケアプラン）と言うが，これは各自で作成することも，ケア・コーディネーター等の専門家に委託することもできる。介護サービス計画は，原則６ヶ月毎に見直しが図られる。介護保険による介護サービスの利用での自己負担は，利用料の1割である。介護保険で定められたサービス量を超えてサービスを利用することも可能である。ただしその場合は，全額を負担しなくてはならない。

　介護サービスには，施設サービスと在宅サービスがある。施設サービスは，介護保険施設に入所している要介護者に提供される。なお，医療の必要な要介護者の長期療養生活施設として介護医療院が2018（平成30）年度創設された。

　在宅サービスは，在宅で受けられるもの，通所によって受けられるもの，及び用具の貸与や住宅改修費等がある。在宅介護では，主たる介護者である家族の生活の支援も必要である。在宅サービスには，家族が介護できない場合に一時的に預かる短期入所のサービスもある。

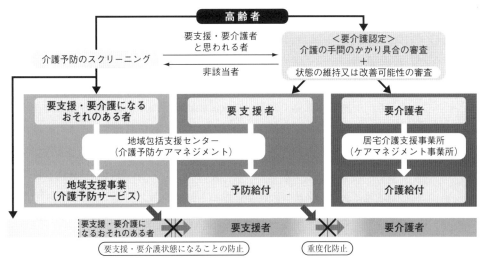

図3-13　高齢者介護の全体概要

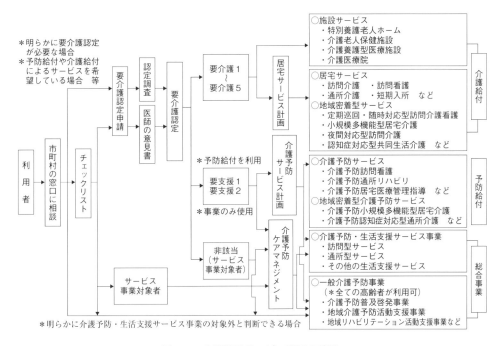

図3-14　介護保険サービス利用の手順

（資料　厚生労働統計協会編：国民衛生の動向2019/2020年，厚生労働統計協会，p.248，2019）

　また，要支援の状態にある高齢者は居宅サービスの利用と同時に，要介護の状態に移行することのないように，介護予防サービスの提供が導入された。

　介護保険制度の施行後において，要介護認定者の増加と，軽度要介護者や要支援者の重症化が認められたことから，要介護状態の予防や重症化予防を目的とした事業を予防給付とともに介護保険制度の中で実施することになった。ま

た，介護給付費の増加抑制の観点から，施設サービスにおけるホテル・コスト（食費，居住費等）の自己負担や在宅サービス実施事業者への給付の見直しが図られている。

（4）地域包括ケアシステムの構築

　老年人口，特に75歳以上の人口割合は今後も増加することが予想されているが，それに従って医療や介護の需要が増すことが考えられる。こうした状況の中でも，高齢者が住み慣れた地域で，自分らしい暮らしを人生の最後まで続けることができるよう，住まい・医療・介護・予防・生活支援が一体的に提供される地域包括ケアシステムの構築が進められている。

　地域包括ケアシステムでは，保険者である自治体が地域の自主性や主体性に基づき，地域の特性に応じてつくり上げていくことを目標としている。地域の高齢者の総合相談，権利擁護や地域の支援体制づくり，介護予防の必要な援助等を提供する中核的な機関として，市町村に地域包括支援センターの設置が行われており，2017（平成29）年4月現在，全国で約5,041か所ある。また，高齢者個人に対する支援の充実とそれを支える社会基盤の整備が同時に進められることが重要，との観点から，各自治体において地域ケア会議の開催を推進している。その他，在宅医療・介護の一体的な提供体制，行政・民間企業・ボランティアの協働による生活支援サービスの充実，高齢者もまた生活支援者として社会的役割を持つという高齢者の社会参加についても検討されている。

4．高齢者虐待とその防止

　介護保険制度の普及，活用が進む中，一方で高齢者に対する虐待が表面化し，社会的問題となっている。その対応として，「高齢者虐待の防止，高齢者の養護者に対する支援等に関する法律」が2005（平成17）年に成立し，翌年から施行された。

　この法律では，65歳以上の高齢者に対する虐待を「高齢者が他者からの不適切な扱いにより権利利益を侵害される状態や生命，健康，生活が損なわれるような状態に置かれること」として，①身体的虐待，②介護・世話の放棄・放任，③心理的虐待，④性的虐待，⑤経済的虐待，に分類し（表3-10），また，①養護者（自宅等で養護している家族，親族，同居人等）によるもの，②養介護施設従事者（養介護施設または養介護事業の業務に従事する職員）によるもの，に分けてそれぞれの対応や予防について規定している。

　養護者による虐待は，養介護施設従事者による虐待に比べて多く，虐待者と被虐待者のみの同居，息子によるものが多い。また，「虐待者の介護疲れ・介護ストレス」，「虐待者の障害・疾病」が虐待の発生要因の上位にあがっていることから，高齢者のみならず虐待側である養護者に対する相談，指導，助言を

行うこととなっている。また，財産上の不当取引による被害防止も市町村の役
割にあがっている。

表3-10　高齢者虐待の行為とその内容

虐待の種類	内　　容
身体的虐待	高齢者の身体に外傷が生じ，または生じるおそれのある暴力を加えること
介護・世話の放棄・放任	高齢者を衰弱させるような著しい減食，長時間の放置，養護者以外の同居人による虐待の放置など，養護を著しく怠ること
心理的虐待	高齢者に対する著しい暴言または著しく拒絶的な対応その他の高齢者に著しい心理的外傷を与える言動を行うこと
性的虐待	高齢者にわいせつな行為をすることまたは高齢者をしてわいせつな行為をさせること
経済的虐待	養護者または高齢者の親族が当該高齢者の財産を不当に処分することその他当該高齢者から不当に財産上の利益を得ること

引 用 文 献

1）厚生労働統計協会編：国民衛生の動向2019/2020年，厚生労働統計協会，p.324，2019

2）厚生労働省編：平成17年版厚生労働白書，ぎょうせい，p.295，2005

3）斉藤進：VDT作業の現場と課題，健康管理・568号，保健文化社，p.8，2001

4）厚生労働省：平成20年技術革新と労働に関する実態調査結果の概況，2009

5）厚生労働省基発0712第3号「情報機器作業における労働衛生管理のためのガイドラインについて」，2019

6）石井義脩：過労死の労災認定の歴史的理解・第48回労働衛生史研究会資料，日本産業衛生学会関東地方会，p.16，2002

7）黒木宣夫：過労死の労災認定をめぐって，健康管理・通巻555号，保健文化社，p.20，2000

8）厚生統計協会編：国民衛生の動向2005年，厚生統計協会，p.286，p.290，p.291，2005

9）厚生労働統計協会編：国民衛生の動向2019/2020，厚生労働統計協会，p.328，2019

参 考 文 献

1）佐藤益子編著：小児保健，樹村房，2002

2）松本，宮原，本多：結婚と健康（講座現代と健康7），大修館書店，1984

3）我妻堯：正しい避妊の知識，メジカルビュー社，1986

4）厚生労働統計協会編：国民衛生の動向，厚生労働統計協会，各年

5）本郷利憲他編：標準生理学，医学書院，2000

6）早乙女智子：「避妊について」薬局別冊vol.53 No.3，2002

7）文部科学省：学校保健統計調査，各年

8）警察庁：平成30年中の交通事故の発生状況，

　http://www.npa.go.jp/，2019/12/18

9 ）警察庁：平成30年中における自殺の状況資料，http://www.npa.go.jp/，2019/12/18

10）文部科学省：児童生徒の問題行動等生徒指導上の諸問題に関する調査，
http://www.mext.go.jp/b_menu/houdou/26/10/1351936.htm，2014/11/26

11）国立大学等保健管理施設協議会：大学における休・退学，留年学生に関する調査，
http://www.kobe-u.ac.jp/medicalc/med30-35.html，2002/10/25

12）西嶋尚彦：日本学校保健会編，平成24年度学校保健の動向，体力低下，2014

13）村田光範：日本学校保健会編，平成14年度学校保健の動向，児童生徒の体力低下とその向上のための
対策，2002

14）文部科学省：児童生徒の心の健康と生活習慣に関する調査報告書，
http://www.mext.go.jp/b_menu/ houdou/14/05/020514.htm ，2002/3/28

15）C.カトナ，M.ロバートソン：島悟監訳，図説精神医学入門第 2 版，摂食障害，日本評論社，2001

16）厚生労働省：国民健康・栄養調査，各年，
http://www.mhlw.go.jp/bunya/kenkou/kenkou_eiyou_chousa.html，2019/12/18

17）厚生労働省：平成24年度高齢者虐待の防止、高齢者の養護者に対する支援等に関する法律に基づく対
応状況等に関する調査結果，
http://www.mhlw.go.jp/stf/houdou/0000033460.html，2014/11/26

18）厚生労働省：地域ケア包括研究会報告書（平成20年度老人保健健康増進等事業），
http://www.mhlw.go.jp/houdou/2009/05/dl/h0522-1.pdf，2014/11/26

第4章
環 境 と 健 康

▌1．感 染 症

1．感染と発症

　感染とは，病原体（細菌，ウイルス，リケッチア，スピロヘータなどの病原微生物）が体内に侵入し，増殖することである。感染によって引き起こされる疾患を感染症という。感染症には，インフルエンザ・エイズ・結核のようにヒトからヒトに伝染し流行する伝染性感染症（伝染病）と，破傷風のようにヒトからヒトへと伝染することなく単発する非伝染性感染症がある。

　感染すれば必ず発症するわけではなく，例えば日本脳炎では，感染した人の

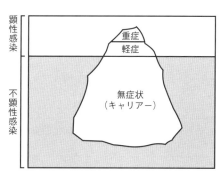

感染症の多様性は氷山にたとえられる。水面より上と下，すなわち顕性感染と不顕性感染の比率は感染症により異なる。一般に強毒病原体による感染では顕性感染が多い

図4-1　感染症の多様性
（洪愛子編：感染管理ナーシング，p.22，学習研究社，2002）

大部分が発症しない。感染して発症する場合を顕性感染，感染しても症状を示さない場合を不顕性感染という（図4-1）。発症するか否かは，病原体と被感染者の抵抗力によって決定される。

　　感染症の発生要因は，感染源，感染経路，感受性者である。

（1）感　染　源

　　病原体が生活し，ヒトに感染を起こしうるものをいう。患者および保菌者，病原体に汚染された土壌（破傷風），水，さらに病原体を保有する動物（狂犬病等）などがある。患者は，血液，便，咳，痰などで病原体を排出する。保菌者には，潜伏期保菌者，病後保菌者，健康保菌者があり，いずれも症状がない状態で病原体を排出している。健康保菌者では，本人が自覚しないうちに感染源となることが多い。

（2）感　染　経　路

感受性者
　被感染性を有する者。

　　病原体が感受性者に運ばれる経路をいう。皮膚接触や性行為などによる直接接触感染，間接接触感染，水や食物による感染，節足動物による媒介感染がある。間接接触感染には，飛沫感染（インフルエンザ，結核など），塵埃感染，汚染された物品による感染がある（表4-1）。

　　節足動物による媒介感染は，節足動物が食物などを病原体で汚染し，感受性者に運ぶ場合と，カやノミのように直接に刺すことによって病原菌を運ぶ場合がある。

表4-1　感染症の感染経路

直接接触感染	STD・狂犬病・そ咬症，皮膚伝染病など……皮膚・粘膜の直接接触によって感染する。
間接接触感染	①飛沫感染：ジフテリア・インフルエンザ・麻疹・百日咳・猩紅熱・流行性髄膜炎・結核など……患者の咳，くしゃみ，呼気などの際の飛沫の中にある病原体の吸入で感染する。
	②塵埃感染：結核・ジフテリア・インフルエンザ・猩紅熱・発疹チフスなど……塵埃に付着して空気中に浮遊している病原体を吸入して感染する。 ②③物品による感染：消化器系伝染病・呼吸器系伝染病・トラコーマなど……食器・洗面具・タオル・寝具などの日用品類を介して感染する。
水による感染	①汚染された井戸水・水道水・河川水による：赤痢・腸チフス・パラチフスなど消化器系伝染病 ②汚染された水に浸る機会の多いとき：ワイル病・鉤虫症・住血吸虫病
食物による感染	赤痢・腸チフス・パラチフス・コレラ・野兎病・急性灰白髄炎など……病原体で汚染された食物を食べることによって感染する。
節足動物による媒介感染	ハエ……赤痢・腸チフス・パラチフス・コレラ・急性灰白髄炎・流行性肝炎 カ………日本脳炎・マラリア・フィラリア病・黄熱・デング熱 ノミ……ペスト・発疹熱　　シラミ……発疹チフス・回帰熱 ダニ……流行性脳炎・野兎病　　ツツガ虫……恙虫病

（佐藤益子編著：小児保健，p.138，樹村房，2002）

（3）感 受 性 者

　病原体が体内に侵入しても，必ずしも発症するわけではない。病原体と抵抗力の力関係で決定される。抵抗力が低く感染しやすい状態を感受性があるという。抵抗力は，免疫，種，遺伝，年齢，栄養状態，生活習慣などにより個人差があり，変動するものである。

　人体の生体防御機能（白血球の病原体捕食作用など）を先天免疫という。これは，生まれながらに持っている感染症に対する抵抗力で，非特異的なものである。一方，病原体の作用によって得られる特異的な抵抗力を後天免疫（獲得免疫）という。後天免疫には，感染後に成立する自然能動免疫，予防接種により得られる人工能動免疫，胎盤・母乳を介して母体の抗体が移行する自然受動免疫，免疫グロブリンなどの投与による人工受動免疫がある。

　例えば風疹（三日はしか）の予防接種を受けた人は，風疹ウイルスに対する免疫を有するので，感受性者ではなく，風疹を発症しない。後天免疫は，特異的な生体防御機能であり，免疫は狭義には後天免疫を指す。

　感染症の発生には，感染源，感染経路，感受性者の3要因すべてが必要であり，どれか一つでも欠けると発生しない。したがって感染症の予防は，いずれかの阻止となる。感染源対策としての消毒，治療，感染経路対策としては，媒介動物の駆除，上下水道の整備などがある。また感受性者への対策としては，予防接種などにより病原体に対する免疫を与え，抵抗力を高める方法がある。

2. 感 染 症 法

　わが国の感染症対策を推進してきた伝染病予防法（1897・明治30年）は，制定後100年を経過し，この間，感染症の発生状況は大きく変化し，保健・医療を取り巻く環境には著しい変容がみられる。これを踏まえて「感染症の予防及び感染症の患者に対する医療に関する法律」（以下「感染症法」と記す）が，1999（平成11）年4月1日から施行された。また，これまで個別の法律に基づき対応してきた性病，後天性免疫不全症候群（エイズ）については，感染症法で必要な対応を図ることとし，性病予防法，エイズ予防法も伝染病予防法と併せて廃止された。

　かつて公衆衛生上の大きな課題であった急性感染症（コレラ，赤痢など）は，衛生水準の向上により減少し，医学・医療の進歩により，多くが予防・治療可能となった。1916（大正5）年，コレラの患者数は，10,371例であったが2005（平成17）年にわが国で確認された患者は43例であり，このうち34例は輸入例であり，最近10年間はほぼ2けた台である（国立感染症研究所資料より）。

　2016（平成28）年の世界保健機関（WHO）の統計によると，感染症の死亡は全死亡の29％を占めている。WHOは「我々は，今や地球規模で感染症による

表4-2　感染症法の対象となる感染症の定義・類型（2016年4月施行）

感染症名等	性　　格	主な対応・措置
［1類感染症］ エボラ出血熱，クリミア・コンゴ出血熱，痘そう，ペスト，マールブルグ病，ラッサ熱，南米出血熱	感染力，罹患した場合の重篤性等に基づく総合的な観点からみた危険性が極めて高い感染症	・原則入院 ・消毒等の対物措置 （例外的に，建物への措置，通行制限等の措置も適用対象とする。）
［2類感染症］ 急性灰白髄炎 ジフテリア 重症急性呼吸器症候群（SARS） 結核 中東呼吸器症候群（MERS） 鳥インフルエンザ（H5N1およびH7N9）	感染力，罹患した場合の重篤性等に基づく総合的な観点からみた危険性が高い感染症	・状況に応じて入院 ・消毒等の対物措置
［3類感染症］ 腸管出血性大腸菌感染症 コレラ 細菌性赤痢 腸チフス パラチフス	感染力，罹患した場合の重篤性等に基づく総合的な観点からみた危険性が高くないが，特定の職業への就業によって感染症の集団発生を起こし得る感染症	・特定職種への就業制限 ・消毒等の対物措置
［4類感染症］ E型肝炎 A型肝炎 ウエストナイル熱（ウエストナイル脳炎を含む） 黄熱 オウム病 狂犬病 鳥インフルエンザ（H5N1, H7N9除く） 日本脳炎 マラリア その他の感染症	動物，飲食物等の物件を介して人に感染し，国民の健康に影響を与えるおそれのある感染症（人から人への伝染はない）	・必要な調査，消毒，ねずみ，昆虫等の駆除，物件の廃棄等の措置 （1類から4類は診断後直ちに届出）
［5類感染症］ 急性脳炎（ウエストナイル脳炎，日本脳炎を除く） ウイルス性肝炎（E型肝炎及びA型肝炎を除く） クリプトスポリジウム症 AIDS 梅毒 性器クラミジア感染症 インフルエンザ（鳥インフルエンザおよび新型インフルエンザ等感染症を除く） 麻しん その他の感染症	国が感染症発生動向調査を行い，その結果等に基づいて必要な情報を一般国民や医療関係者に提供・公開していくことによって，発生・拡大を防止すべき感染症	・感染症発生状況の収集，分析とその結果の公開・提供
新型インフルエンザ 再興型インフルエンザ	新たに人から人に伝染する能力を有することとなったウイルスを病原体とするインフルエンザ 　かつて，世界的規模で流行したインフルエンザであって，その後流行することなく長期間が経過しているものとして厚生労働大臣が定めるものが再興した感染症 　両型ともに，全国的かつ急速なまん延により国民の生命・健康に重大な影響を与えるおそれがあると認められるもの	・情報公表 ・感染してると疑うに足りる正当な理由のある者に対する健康状態の報告の要請，外出自粛等の協力要請
政令で1年間に限定して指定された感染症	既知の感染症の中で上記1～3類に分類されない感染症において1～3類に準じた対応の必要が生じた感染症	厚生労働大臣が厚生科学審議会の意見を聴いた上で，1～3類感染症に準じた入院対応や消毒等の対物措置を実施。 （適用する規定は政令で規定する。）
［当初］ 　都道府県知事が厚生労働大臣の技術的指導・助言を得て個別に応急対応する感染症 ［要件指定後］ 　政令で症状等の要件指定をした後に1類感染症と同様の扱いをする感染症	人から人に伝染すると認められる疾病であって，既知の感染症と症状等が明らかに異なり，その伝染力及び罹患した場合の重篤度から判断した危険性が極めて高い感染症	厚生労働大臣が厚生科学審議会の意見を聴いた上で，都道府県知事に対し対応について個別に技術的指導・助言を行う。 1類感染症に準じた対応を行う。

感　染　症　類　型／新型インフルエンザ等感染症／指定感染症／新感染症

危機に瀕している。もはやどの国も安全ではない。」との警告を発している。交通機関の発達により，ヒトとモノの短時間の移動が可能となり，海外で発生した感染症が短時間で日本で流行する可能性もある。

　1）新興感染症　1970年代以降，エボラ出血熱，エイズなどのこれまで知られていない感染症が約30種類報告されている。これらを新興感染症（emerging infectious diseases）と称する。これまで明らかにされなかった病原体による感染症である。1976（昭和51）年，ザイールで確認されたエボラウイルスによるエボラ出血熱，1981（昭和56）年エイズ（米国），1986（昭和61）年牛海綿状脳症（英国），1989（平成元）年Ｃ型肝炎（米国），2003年（平成15）重症急性呼吸器症候群（中国）などが主な新興感染症である。

　2）再興感染症　結核，マラリア等の人類が既に克服したと考えていた感染症が，再び脅威を与える可能性が生じている。これらを再興感染症（reemerging infectious diseases）と呼んでいる。

　3）感染症法の改正　感染症法は2003（平成15）年11月一部改正され，対象疾患を「１類感染症」から「５類感染症」に分け，さらに既知の感染症と異なる疾患に対して「新感染症」，「指定感染症」を定めている。これは，個別の感染症に対する立法が，ハンセン病患者や，エイズ患者の差別や偏見につながったと考えられるため，感染症法で新しい感染症への対応を図るものである。

　感染症の患者を社会から隔離し，流行を阻止するという社会防衛の考え方から，個人における感染症の予防，良質かつ適切な医療，患者の人権の保護が配慮されるようになった。「１類感染症」（エボラ出血熱，ペスト等），「新感染症」は原則として入院，「２類感染症」（ジフテリア，急性灰白髄炎等）は状況に応じ入院，「３類感染症」（腸管出血性大腸菌感染症等）は特定職種への就業禁止，「４類感染症」（日本脳炎，狂犬病等）は，調査，消毒等，「５類感染症」（インフルエンザ，エイズ等）は，発生動向の把握，提供を主な対応としている（表4-2）。

　「１類感染症」の痘そうは，日本では６世紀から流行を繰り返し，多くの死亡者を出している。天然痘ウイルスの接触および飛沫感染により，急激な発熱，水疱性の発疹を呈し瘢痕を残す。1798年のジェンナーによる牛痘の人工的接種後，百数十年かけて地球上から消滅させ，1980年WHOは天然痘根絶宣言を発した。1977年のソマリアでの患者発生が最後であり，1999（平成11）年感染症法では削除されたが，バイオテロの可能性を考え，2003（平成15）年１類感染症に追加された。

　結核予防法は，2006（平成18）年廃止され，結核は「２類感染症」に追加された。

　鳥インフルエンザ（H5N1）は，日本でのヒトの発症はないが，全世界でこ

SARS
　重症急性呼吸器症候群。2003年中国から世界各地に流行した新興感染症。2006年指定感染症となり，その後１類から２類に変更された。

れまでに16か国で患者が発症している（2014年３月現在）。トリからヒトへの感染が大部分であるが，家族内などヒトからヒトへの感染も報告されているため，入院措置が可能な「２類感染症」に追加された。また，鳥インフルエンザ（H7N9）は，2013（平成25）年に中国で初めてヒトへの感染が確認され，2015（平成27）年１月に「２類感染症」に追加された。これらがヒトからヒトへ感染する新型インフルエンザに遺伝子変異し，世界的流行（パンデミック）が起こることが危惧されている。感染症法では新たに「新型インフルエンザ等感染症」の類型を設け，発生直後から対策をとれるよう法改正がなされた（2008年５月施行）。新型インフルエンザの免疫を獲得している人はいないため，流行は急速で多数の感染者の発生が予想される。飛沫感染を人ごみで避けることは難しいので，最低２週間分の食料，日用品（マスク，消毒剤等）を各家庭で備蓄し，流行時は外出しないことが流行の抑制にもなる。

３．結　　核

1935年死因順位
第１位　全結核
第２位　肺炎及び気
　　　　管支炎
第３位　胃腸炎

　結核は，結核菌による感染症であり，わが国では1935（昭和10）年から1950（昭和25）年まで死因順位の第１位を占めていた。また20〜30歳代に高い死亡率を示したため，「国民病・亡国病」と呼ばれていた（図4-2）。その後，生活水準の向上，医療の進歩，結核対策の推進により罹患率は急激に減少していった。しかし，1980年代から罹患率の低下は鈍化し，1997（平成９）年，新登録患者は38年ぶり，罹患率は43年ぶりに増加する事態となった。2017（平成29）年，結核の新

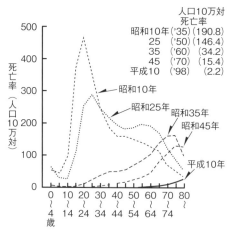

人口10万対
死亡率
昭和10年（'35）（190.8）
　25　（'50）（146.4）
　35　（'60）（34.2）
　45　（'70）（15.4）
平成10　（'98）　（2.2）

資料　厚生省「人口動態統計」

図4-2　年齢階級別の結核死亡率の推移（主要年次）
（厚生統計協会編：国民衛生の動向2000年，p.149，厚生統計協会，2000）

表4-3　諸外国と日本の結核罹患率

国　　　名	罹患率（人口10万人）
アメリカ合衆国（'16）	2.7
カ ナ ダ（'16）	4.8
デンマーク（'16）	5.1
オ ラ ン ダ（'16）	5.2
オーストラリア（'16）	5.7
イ タ リ ア（'16）	6.4
ド イ ツ（'16）	7.0
スウェーデン（'16）	7.1
フ ラ ン ス（'16）	7.2
イ ギ リ ス（'16）	8.8
日　　　本（'17）	13.3

資料　厚生労働省「結核登録者情報調査」，WHO「TB burden estimates」

（厚生労働統計協会編：国民衛生の動向2019/2020，p.154，厚生労働統計協会，2019）

登録患者は16,789人，結核による死亡者数は2,303人であり，国内最大の感染症である。罹患率（人口10万対）は13.3であり，先進国の中では高い値を示している（表4-3）。また，都道府県別の罹患率には大きな地域差がある。

　WHOは，1993（平成5）年，「**結核非常事態宣言**」を発表し，「今すぐ適切な手を打たなければ，今後10年間に3,000万人の死亡が予想され，単一病原体による最大の死因である。」として加盟各国に結核対策の強化を求めている。わが国でも，多剤耐性結核や学校，医療機関，老人施設などでの集団感染，高齢者の結核患者の増加などの新しい問題が発生し，1999（平成11）年，厚生省（当時）は，「**結核緊急事態宣言**」を行った。この宣言では「わが国の結核の状況は，再興感染症として猛威をふるい続けるか否かの分岐点に立っており，結核を過去の病気として捉えるのを改め，国民の健康を脅かす大きな問題として取り組んでいかなければ，将来に大きな禍根を残す。」としている。また，「咳が続くような場合には，風邪だと思い込むことなく医療機関に受診を」と呼びかけている。その後，全国で結核緊急実態調査が行われ，この結果も踏まえて，2002（平成14）年3月に「結核対策の包括的見直しに関する提言」が公表された。

　2004（平成16）年，結核予防法は改正され，2006（平成18）年には廃止され，感染症法に統合された。

（1）結核感染と発症

　結核は，肺結核患者の咳や痰から空気中に出された結核菌を，別の人が吸い込むことによって感染する飛沫感染及び塵埃感染であるが，塵埃感染（空気中に浮遊している塵埃に付属した結核菌を，吸い込むことによる感染）は少なく，主な感染経路は飛沫感染である。排菌患者の咳，くしゃみ，会話などにより感染する。

排菌患者
　結核を発症し，痰に結核菌が認められる患者（塗抹陽性患者）。

表4-4　年次別・年齢階級別新登録結核患者数（単位 人，（　）内％）

	2015年	2016	2017
総　　数	18,280（100.0）	17,625（100.0）	16,789（100.0）
0〜4歳	29（ 0.2）	26（ 0.1）	31（ 0.2）
5〜9	9（ 0.0）	11（ 0.1）	10（ 0.1）
10〜14	13（ 0.1）	22（ 0.1）	18（ 0.1）
15〜19	163（ 0.9）	190（ 1.1）	148（ 0.9）
20〜29	1,127（ 6.2）	1,235（ 7.0）	1,231（ 7.3）
30〜39	1,101（ 6.0）	1,004（ 5.7）	987（ 5.9）
40〜49	1,363（ 7.5）	1,228（ 7.0）	1,159（ 6.9）
50〜59	1,351（ 7.4）	1,295（ 7.3）	1,268（ 7.6）
60〜69	2,359（ 12.9）	2,213（ 12.6）	2,024（ 12.1）
70〜79	3,757（ 20.6）	3,407（ 19.3）	3,187（ 19.0）
80歳以上	7,008（ 38.3）	6,994（ 39.7）	6,726（ 40.1）

注：新活動性分類による。
資料　厚生労働省「結核登録者情報調査」

（厚生労働統計協会編：国民衛生の動向2019/2020，p.155，厚生労働統計協会，2019）

結核菌に感染すると，生体防御機能が働き，マクロファージ（食細胞）が結核菌を取り込むので，大部分の人は発症しない。結核を発症するのは10％程度とされている。結核に感染したことに気づかない場合も多い。感染後4〜8週で結核菌に対する免疫が成立する。BCG接種は，人為的に結核菌に対する免疫を与えるもので，免疫持続期間は10〜15年といわれている。2013（平成25）年の予防接種法の改正により，1歳未満に1回接種する。

　高齢者では，結核に感染したことのある人の割合が高く，抵抗力が低下すると体内の結核菌が再び増殖を開始し，再発することが多い。したがって，結核患者の大部分は高齢者（60歳以上）である（表4-4）。結核菌が増殖を開始する原因には，過労，栄養不良などがあり，糖尿病患者，胃切除などの患者，透析患者，HIV（ヒト免疫不全ウイルス）感染者などは発症する可能性が高い。

　一方，若年者の多くは，結核に感染したことがなく，結核菌に対する免疫力が低い。戦後の流行時に結核に感染した中高年者が，結核を再発し排菌患者となった場合，周囲の未感染の若年者は，感染しやすい状況であり，集団感染も起こりやすい。

（2）症状と治療

　結核を発症すると，咳，痰，微熱，だるさなどの初期症状が現れる。自覚症状は軽い場合が多い。症状が進行すると血痰や喀血が起こる。結核菌を取り込んだマクロファージは，結核結節を形成し，さらにリンパ管を通り，肺門リンパ節で病変をつくる。石灰化により，病変の進行がここで停止することが多いが，さらに進行すると肺に空洞を形成する。空洞の中で増殖した結核菌は，咳や痰により空気中に出される。

粟粒結核
　血液中に多量の結核菌が入り，全身の多くの臓器にアワ粒状の病巣をつくる。

　結核は，血液やリンパの流れにのり全身に転移する。また気管，食道，腸などの臓器を通って広がる。粟粒結核，結核性髄膜炎，腎結核，腸結核などがあるが，肺結核が最も多い。

　治療は，抗結核薬の服用である。INH（イソニコチン酸ヒドラジド），RFP（リファンピシン），SM（ストレプトマイシン）などの2〜4剤を6〜9ヶ月服用することによって治癒する。治療後約2週間で感染力はなくなるといわれているが，治療を中断すると，再発して感染源となるだけではなく，薬剤耐性菌の出現により治療が困難になる場合もある。治療は中断することなく，完治するまで服用を続けることが望ましい。

耐性菌
　薬剤を用いても効果のない菌。

（3）予防対策

DOTS
Directly Observed Treatment, Short course
　直接監視下での短期化学療法（患者に薬を渡さないで，直接目の前で飲ませる方法）。

　結核の予防には，患者の早期発見と，治るまで治療を続けることが必要である。治療を中断すると，新たな感染源として結核の感染を拡大し，耐性菌を出現させる。発展途上国では，WHOがDOTSの普及を進め成果をあげている。日本でも，大都市における治療率向上事業として，「日本版21世紀型DOTS戦

略」が行われている。ここでいう「DOTS」は，患者が他の人の目の前で服薬する行為をさしている。入院中は看護師の目の前での服薬を指導し，退院後DOTSの実施等，治療の徹底を図っている。

　咳，発熱，だるさなどが2週間以上続く場合は，医師の診断を受け，結核と診断されたときは，治療を中断せずに治癒するまで続けることが必要である。未感染の若年者は感染しやすいので，結核菌に感染しても発症しないために，抵抗力を高めることが重要である。すなわち，過労を避け，十分な睡眠をとり，バランスの良い食生活，適度な運動と，嗜好品（酒，たばこなど）に注意することである。健康的な生活習慣の確立は，生活習慣病の予防だけではなく，結核の予防にもつながるのである。

4．性 感 染 症

　性感染症（Sexually Transmitted Disease：STD）は，性行為によって感染する疾患の総称である。梅毒，淋病，性器クラミジア感染症，膣トリコモナス症などがある。エイズ，B型肝炎も血液を介してだけでなく，性行為により感染

表4-5　主なＳＴＤ

疾患（病原体）	潜伏期間	初期にみられる症状（その他）
梅毒 （梅毒トレポネーマ）	約3週間	感染部位（主として外陰部）にしこりができる。 （先天梅毒，神経梅毒）
淋病（淋菌）	2〜9日	男性：排尿痛，膿性分泌物 女性：黄色のおりものがふえるが自覚症状のないことも多い。　（不妊の原因）
非淋菌性尿道炎 **子宮頸管炎** （クラミジア・トラコマチス D型〜K型）	1〜3週間	男性：排尿痛など 女性：ほとんどが無症状（不妊の原因）
陰部ヘルペス （単純ヘルペスウイルス）	約1週間	外陰部に水疱ができ3〜4日で破れて浅い潰瘍となる。 神経内に潜伏したウイルスによる再発がある。 （産道感染）
尖圭コンジローマ （ヒトパピローマウイルス）	2〜3ヶ月	性器周辺部に乳頭状の小腫瘍（良性）が多発する。 （子宮頸がんの原因）
B型肝炎 （B型肝炎ウイルス）	約2ヶ月	だるさ，食欲不振，黄疸等 （母子垂直感染）
HIV感染症 （ヒト免疫不全ウイルス）	数ヶ月〜 10数年	風邪のような症状，自覚症状のないことも多い。 （母子垂直感染）
トリコモナス感染症 （膣トリコモナス）	1〜2週間	男性：自覚症状のないことが多い。　（感染源） 女子：白色または淡黄色の泡沫状のおりもの。
外陰・膣カンジダ症 （カンジダアルビカンス）		白色チーズ状のおりもの。掻痒感（抗菌薬の投与など，性行為以外の誘因での発症が多い）

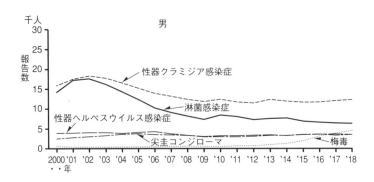

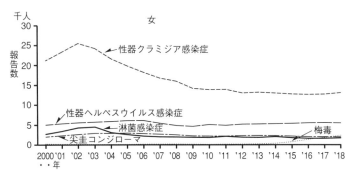

資料　厚生労働省「感染症発生動向調査」

図4-3　主要な性感染症の動向
（厚生労働省ホームページ「性感染症報告数」より作図）

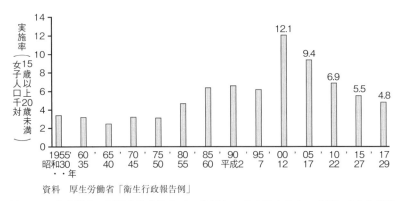

資料　厚生労働省「衛生行政報告例」

図4-4　20歳未満人工妊娠中絶実施率（15歳以上20歳未満女子人口千対）の年次推移
（厚生労働統計協会編：国民衛生の動向2019/2020，p.116，厚生労働統計協会，2019）

PID
(Pelvic Inflammatory Disease)
　骨盤内炎症性疾患（子宮内膜筋層炎，子宮付属器炎，骨盤腹膜炎などの内性器感染症）。

するのでSTDである。主なSTDと病原体（細菌，ウイルス，原虫等），初期にみられる症状を表4-5に示す。

　わが国では，男性では，淋病，性器クラミジア感染症が多く，女性では性器クラミジア感染症が多い（図4-3）。淋病や性器クラミジア感染症は，女性では自覚症状が出にくいことも多く，PIDに進行すると不妊の原因となり，子宮外妊娠の可能性も高くなる。性病予防法では，梅毒，淋病，軟性下疳，そけいリ

ンパ肉芽腫の４疾患を性病と規定していたが，1999（平成11）年の感染症法の施行に伴い，性病予防法は廃止された。現在，感染症法の５類感染症に規定され，発生動向の調査が行われている。

　10歳代の人工妊娠中絶は，2001（平成13）年をピークに減少している（図4-4）。一方で，無防備な性行為に伴うSTDの増加が危惧されている。STDには，エイズや成人T細胞白血病のように，感染して発症すれば必ず死亡するものもある。感染してから後悔するのではなく，感染予防に努めるべきである。STDの予防に有効とされるのはコンドームである。ただし，性器以外の口や指からも感染することもあるので注意する必要がある。感染した場合には，早期発見，早期治療，パートナーからの再感染の防止が必要となる。不特定多数の相手との性行為は，STDの感染の危険性が極めて高いといえる。

（1）HIV感染症（エイズ，AIDS）

　AIDS（Acquired Immunodeficiency Syndrome：後天性免疫不全症候群）はHIV（Human Immunodeficiency Virus：ヒト免疫不全ウイルス）の感染により，免疫機能が低下し，日和見感染症，悪性腫瘍などにより死亡する疾患である。

　免疫は，前に述べたように生体防御機能の一つである。体内に侵入した抗原（病原体，異物）を記憶し，効果的に攻撃する仕組みである。液性免疫と細胞性免疫があり，液性免疫では，ヘルパーT細胞（T_4細胞）に促進され，B細胞は抗体を産生する。抗体は補体と共に抗原を攻撃する。細胞性免疫では，ヘルパーT細胞が標的となる抗原に反応し，キラーT細胞を出現させ自己と異なる細胞を排除する（図4-5）。このように免疫の中心となるのはリンパ球であり，特にヘルパーT細胞が免疫機能で重要な役割を担っている。HIVは，このヘルパーT細胞に感染し，後天的に免疫不全を引き起こすのである。

日和見感染症
　免疫が正常な人では発症しない病原菌が免疫力が低下すると発症する。カンジダ症，カリニ肺炎，サイトメガロウイルス感染症などがある。

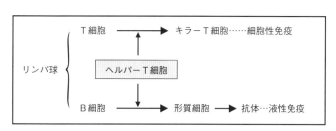

図4-5　細胞性免疫と液性免疫

1）感 染 経 路

　HIVは，人体外での生命力のない感染力の弱いウイルスである。間接接触感染（飛沫感染など）はなく，HIVに汚染された血液，精液，膣分泌液等を介して感染する。したがって感染経路は以下の３通りになる。

① HIV感染者との異性間，同性間の性的接触

② HIVに汚染された血液，血液製剤による感染

③ 母子感染（母親がHIV感染者）

　①のSTDとしてのエイズの予防には，コンドームが有効とされている。
1981（昭和56）年，米国の男性同性愛者の発症が最初に報告されたので，男性
同性愛者だけの病気と考えられがちであったが，現在，わが国では異性間・同
性間の性的接触による感染が多くなっている（表4-6）。HIVは感染力が弱く，
1回の性行為で感染する可能性は低いとされているが，HIV感染者との1回の
性行為で感染する場合もある。

表4-6　HIV感染者／AIDS患者の国籍・性・感染経路別累計

（単位：人）　　　　　　　　　　　　　　　　　　　　　　　　　　　　　平成29年（'17）12月31日現在

	総　　　数			日　本　国　籍			外　国　国　籍		
	総数	男	女	総数	男	女	総数	男	女
HIV感染者総数	19,869	17,470	2,426	16,663	15,699	964	3,233	1,771	1,462
異性間の性的接触[1]	5,116	3,474	1,642	3,797	3,015	782	1,319	459	860
同性間の性的接触[1]	11,823	11,818	5	11,065	11,061	4	758	757	1
静注薬物使用	77	72	5	43	41	2	34	31	3
母子感染[2]	42	23	19	27	17	10	15	6	9
その他[2]	469	401	68	371	331	40	98	70	28
不　明	2,369	1,682	687	1,360	1,234	126	1,009	448	561
AIDS患者総数[3]	8,936	8,122	814	7,587	7,189	398	1,349	933	416
異性間の性的接触[1]	3,042	2,548	494	2,505	2,241	264	537	307	230
同性間の性的接触[1]	3,682	3,677	5	3,493	3,490	3	189	187	2
静注薬物使用	62	55	7	32	28	4	30	27	3
母子感染[2]	19	10	9	12	9	3	7	1	6
その他[2]	276	233	43	227	201	26	49	32	17
不　明	1,855	1,599	256	1,318	1,220	98	537	379	158
凝固因子製剤による感染者[4]	1,439	1,421	18	1,439	1,421	18	－	－	－

注　：1）両性間性的接触を含む。
　　　2）輸血などに伴う感染例や推定される感染経路が複数ある例を含む。
　　　3）1999年3月31日までの病状変化によるエイズ患者報告数154件を含む。
　　　4）「血液凝固異常症全国調査」による2017年5月31日現在の凝固因子製剤による感染者数である。
資料　厚生労働省エイズ動向委員会

（厚生労働統計協会編：国民衛生の動向2019/2020，p.151，厚生労働統計協会，2019）

　HIVに感染しているかどうかは，血液検査でわかる。現在，保健所や医療機関
で行われているエイズ検査は，HIV抗体検査であることが多い。これはHIVそ
のものの有無ではなく，感染後に産生された抗体の有無を調べる検査である。
個人差があるがHIV感染後8～12週間で抗体が産生される。したがって感染後
8～12週間以上経過していないと，HIV抗体検査では正しい結果がでない。こ
の期間を空白期間（ウインドウピリオド）と呼んでいる。1999（平成11）年，
輸血により2名がHIVに感染した。空白期間に献血し，検査で陰性だったため
輸血に使用されたのである。その後，日赤は新しい検査法を導入し，空白期間
を短縮した。ウイルスの有無を調べる核酸増幅検査（NAT）である。NATの
導入で空白期間は短縮されたが，感染後すぐに感染の有無が判明するのではな
いので，エイズ検査が目的の献血は避けるべきである。

　全国の保健所では無料・匿名の検査が行われている。検査件数は10年程前までは年間13～14万件であったものが，近年10万件を下回り，減少している。無症状のHIV感染者が治療を受けずに感染拡大を招いている可能性がある。

　わが国では，非加熱の凝固因子製剤により，多くの血友病患者がHIVに感染した。薬害としてのエイズである。血友病は，遺伝的に血液凝固因子が不足しているため，止血には血液凝固因子製剤の静脈注射が必要となる。輸入された非加熱の凝固因子製剤が，HIVに汚染されていたためである。1988（昭和63）年，わが国のHIV感染者の91.7％（977人），AIDS患者の54.6％（53人）が凝固因子製剤によるものであった。HIVは熱に弱いウイルスであり，加熱により感染力を失う。米国では，1983（昭和58）年に加熱処理が認可されたが，わが国で凝固因子製剤の加熱処理が認可されたのは1985（昭和60）年である。それまでに多くの患者がHIVに感染した。現在では，性的接触による感染が増加しているために，HIV感染者，AIDS患者全体の中で占める割合は低下してきている。

　母子感染によるものは1％以下である。妊婦が感染していると，約25～50％の児が感染する。小児エイズでは潜伏期が短いとされている。

2）症状・予防

　HIVに感染すると，一部の感染者には風邪のような急性症状が現れるが，大部分は症状を現さない。感染後8～12週間でHIVに対する抗体が産生される。無症候性キャリアー（症状のない保菌者）として数ヶ月～10数年（平均約10年）が経過する。感染者には自覚症状がなく，検査を受けなければ感染していることがわからず，他者にHIVを感染させる危険性が高い時期である。徐々に免疫力は低下し，エイズ関連症候群（ARC）となり全身のリンパ節腫張が持続し，発熱，下痢，体重減少などの症状が現れる。さらに免疫不全状態が進行すると，日和見感染症（カリニ肺炎など），悪性腫瘍などを発症し，AIDSと診断される。

　免疫力の低下している状態は，病原体に対して無防備である。HIV感染者が結核菌に感染すると発症しやすく，症状は急激に悪化する。HIV感染者の増加は，結核患者の増加を伴うのである。

　わが国のHIV感染者は増加傾向にある（図4-6）。さらに，感染経路の約90％が性的接触であり，同性間性的接触による感染者が増加している。コンドームの使用が予防には有効である。感染が疑われる場合は，保健所，医療機関で検査を受け，感染していたときには，早急に治療を受けることが必要である。現在，完治させる治療法はないが，薬の服用により，血液中のウイルスの量を低下させ発症を遅らせることが可能である。HIVに感染すると，発症予防のために一生涯薬を正確に飲み続ける必要がある。感染経路は限られているので，"Safer Sex"（より安全なセックス）を心がけ，HIVの感染を防ぐことが大

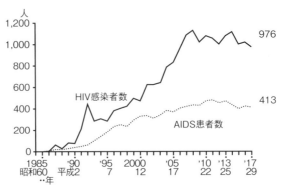

図4-6　HIV感染者・AIDS患者報告数の年次推移

（厚生労働統計協会編：国民衛生の動向2019/2020，p.152，厚生労働統計協会，2019）

切である。

　世界のHIV感染者は，2017（平成29）年末現在で3,690万人であり，東部・南部アフリカでは1,960万人と推定されている。

（2）B型肝炎

　ウイルス性肝炎には，A型肝炎，B型肝炎，C型肝炎等があり，性行為により感染するのはB型肝炎である。A型肝炎は経口感染であり，C型肝炎は血液を介して感染する。

　B型肝炎は，B型肝炎ウイルス（Hepatitis B Virus：HBV）の感染によって起こる。血液，体液を介して感染し，性行為による感染，注射針やカミソリなどによる感染，輸血による感染と母子感染がある。出生児や乳幼児期に感染した場合には，免疫機能が十分に働かず，ウイルスを排除できないので持続性感染（キャリアー）となる。キャリアーの一部は，慢性肝炎，肝硬変，肝がんへと移行する。免疫機能が正常な場合の感染は，一過性の感染である。一過性感染のほとんどは不顕性感染であり症状を示さない。一部が急性肝炎を発症し，だるさ，食欲不振，黄疸などの症状を現し，2ヶ月前後で自然治癒する。まれに劇症肝炎を起こし肝臓の機能不全で死亡する場合がある。

　B型肝炎ウイルスは，HBs抗原，HBe抗原，HBc抗原の3つの抗原を持っている。HBs抗原が陽性の場合はHBVに感染している状態である。HBe抗原が陽性の場合は，血液中のウイルス量が多く感染力の強い状態である。妊婦がB型肝炎キャリアーで，HBe抗原陽性の場合は，母子感染を起こす危険性が高く，児が感染し，B型肝炎キャリアーとなる。キャリアーの発生を防止するため1985（昭和60）年より「B型肝炎母子感染防止事業」が実施されている。B型肝炎ワクチンとB型肝炎ヒト免疫グロブリン（HBIG）の投与により感染を防止している。

　B型肝炎は，ワクチンによる予防が有効である。HBVに汚染されている可能性のある血液，体液（唾液，精液等）には接触しないように注意し，接触した場合は十分に水で洗い流すことが必要である。HBVは比較的感染力の弱いウイルスであり，血液，体液の直接の接触を避ければ，日常生活で感染することは少ない。

（3）クラミジア感染症

　クラミジアは生きた細胞の中でしか増殖できず，尿道，子宮頸管，眼の結膜等に寄生する。粘膜の直接接触によって感染し，性行為による感染と産道感染がある。男性では尿道炎が多く，排尿痛，尿道の不快感などが現れるが自覚症状がない場合もある。前立腺炎，精管炎などに進展することもある。女性ではほとんどが無症状であり，おりものが多くなることもある。無自覚なまま，他に感染を拡大し，PIDに進行すると不妊症の原因となる。産道感染では，新生児クラミジア肺炎や結膜炎を発症する。

　性行為による感染が大部分であり，尿道，子宮頸管だけでなく咽頭にも感染する。症状が軽いため，未治療の患者が多く，感染を拡げている。また，再感染を起こしやすいのでパートナーの治療も必要となる。予防にはコンドームが有効である。

（4）淋病（淋菌感染症）

　性行為により，患者の粘膜から感染する。汚染した手指，器具から感染する場合もある。男性では尿道炎を起こし，排尿痛，膿性分泌物を生じる。女性では子宮頸管に感染し，膿性黄色のおりものが増えるが，自覚症状のない場合が多い。PIDに進行すると不妊の原因となる。

　耐性菌が増えており，注意が必要である。コンドームの使用により感染を予防できる。クラミジア感染症と同様，再感染する可能性がある。

（5）梅　　　毒

　コロンブスらが，1493年の航海でハイチ島からスペインへ持ち帰り，ヨーロッパ全土に広がったとされている。わが国でも古くから知られ，梅毒は淋病と共に代表的なSTDであった。1950（昭和25）年には，12万人の患者が報告されていたが，その後減少し1960（昭和35）年には1万人となった。2017（平成29）年には5,826人であるが，近年増加を続けている。

　梅毒は，梅毒トレポネーマの感染によって起こる。皮膚，粘膜の直接接触感染であり，主として性行為により感染する。したがって予防にはコンドームの使用が有効とされている。また，妊婦が梅毒に感染していると，胎盤経由で胎児が梅毒トレポネーマに感染する。これを先天梅毒と呼び，出生後に感染したものを後天梅毒と呼ぶ。

　後天梅毒は第1期から第4期に分類され，慢性に経過し，皮膚，粘膜だけで

なく中枢神経，血管にも病変が現れる。感染後3ヶ月までが第1期梅毒である。感染後約3週間で感染部位（主として外陰部）にしこり（初期硬結）ができる。円形に近く，中心部に潰瘍を形成することが多い。これを硬性下疳という。続いて鼠径部リンパ節が腫張してくるが痛みはない。初期硬結または硬性下疳はまもなく消失し，自覚症状はなくなる。

　第2期梅毒は，感染後3ヶ月から約3年までをいう。梅毒トレポネーマが全身に広がり，皮膚，粘膜に特徴のある発疹，脱毛などが起こる。最初に発生するのは，梅毒性バラ疹である。自覚症状がなく見過ごされることが多い。その後丘疹性梅毒疹（ソラマメ大）が多発する。その中でも外陰部，肛門周囲などに発生するものは**扁平コンジローマ**と呼ばれ，多数の梅毒トレポネーマが存在し感染力が強い。

　第3期梅毒（感染後3年から10年まで）ではゴム腫が現れ，瘢痕を残す。梅毒トレポネーマは検出されず，感染力は低下している。感染後10年以降は，第4期梅毒である。皮膚や粘膜ではなく，中枢神経系や血管系に病変が現れる。知覚障害，失調歩行などが現れる脊髄癆や，人格変化，知能低下などの症状を示す進行麻痺を発症しやすい。

神経梅毒
梅毒トレポネーマの感染によって起こる中枢神経の疾患の総称。

　日本における感染者は2010年以降増加している。2017年には44年ぶりに5,000人を超え，その後も増加を続けている。

■2. 食 中 毒

　腸管出血性大腸菌O157による，給食が原因と推定される食中毒，大手乳業会社による食中毒，牛海綿状脳症（BSE），ノロウイルスに汚染された生カキによる食中毒，残留農薬などの食品安全性と健康への影響については記憶に新しいものも多い。ここでは食中毒と，食中毒の予防を含めた食の安全について述べる。

1. 食 中 毒

　食品を摂取することによって起こる急性の健康障害であり，胃腸炎（下痢，嘔吐，腹痛など）を示すことが多い。食品に含まれる細菌，ウイルス，有害物質が原因であり，原因物質によって症状は異なる。食中毒には，細菌性食中毒，ウイルス性食中毒，化学性食中毒，自然毒食中毒がある（図4-7）。

　食中毒の患者数は，1960年代から横ばい状態で，年間2～4万人である。1996（平成8）年には，腸管出血性大腸菌O157による集団食中毒により，また2000（平成12）年には，加工乳による黄色ブドウ球菌による食中毒で患者数

の増加がみられる（図4-8）。発生は，7月～10月に多くみられる。また原因物
質の判明したもののうち大部分は細菌性食中毒である。

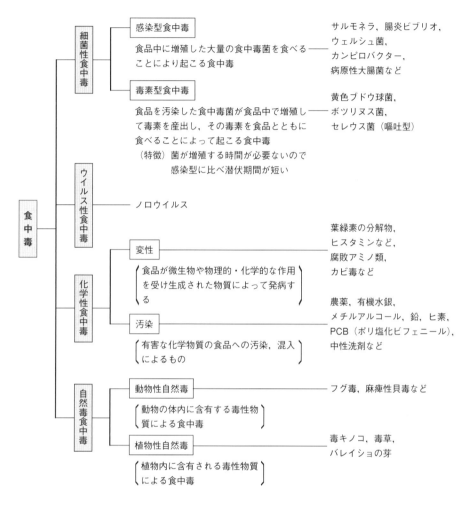

図4-7　食中毒の分類

(食べもの文化編集部編：食中毒から子どもを守る，p.8，芽ばえ社，1998)

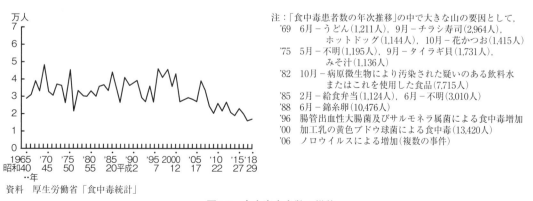

注：「食中毒患者数の年次推移」の中で大きな山の要因として，
'69　6月－うどん(1,211人)，9月－チラシ寿司(2,964人)，
　　　　ホットドッグ(1,144人)，10月－花かつお(1,415人)
'75　5月－不明(1,195人)，9月－タイラギ貝(1,731人)，
　　　　みそ汁(1,136人)
'82　10月－病原微生物により汚染された疑いのある飲料水
　　　　またはこれを使用した食品(7,715人)
'85　2月－給食弁当(1,124人)，6月－不明(3,010人)
'88　6月－錦糸卵(10,476人)
'96　腸管出血性大腸菌及びサルモネラ属菌による食中毒増加
'00　加工乳の黄色ブドウ球菌による食中毒(13,420人)
'06　ノロウイルスによる増加(複数の事件)

資料　厚生労働省「食中毒統計」

図4-8　食中毒患者数の推移

（1）細菌性食中毒

　サルモネラや腸炎ビブリオなどのように，食品中で増殖した大量の菌を摂取することにより発症する場合と，黄色ブドウ球菌のように，食品内で増殖した細菌が毒素を産出し，毒素によって発症する場合がある。さらに腸管内で増殖した細菌の毒素により少量の菌で発症する場合もある。

1）サルモネラ

　サルモネラには，ゲルトネル菌，ネズミチフス菌など約2,000種類あり，卵や食肉で食中毒を起こす。加熱が不十分な卵，肉による食中毒が多く，また調理器具や手指を介して汚染が広がることもある。潜伏期間は1〜2日で，腹痛，嘔吐，下痢，発熱が主な症状である。

　加熱に弱いので，卵，肉（とくに鶏肉）は十分に加熱し，まな板，手などはそのつど洗浄することが予防になる。卵は新鮮なものを選び，冷蔵して短期間に食べてしまうことが予防につながる。

2）腸炎ビブリオ

　海水中で増殖し，真水や加熱に弱く，主な原因食品は生の海産魚介類である。7〜9月に集中して発生する。また，まな板等の調理器具から他の食品を汚染する。摂取後12〜18時間で発症し，激しい腹痛，下痢を起こす。発熱，嘔吐，血便がみられることもある。通常2〜3日で治癒する。

　魚介類は，真水でよく洗い，調理器具，手指の洗浄を行う。熱に弱いので，加熱すれば食中毒を防ぐことができる。

3）カンピロバクター

　鶏，豚，牛などに広く分布し，鶏肉の汚染は高率である。牛肉，豚肉でも検出されることがある。加熱に弱いが，少量の菌でも発症する。潜伏期間が2〜3日と長く，症状はサルモネラ食中毒と似ているが軽度である。

　肉は十分に加熱し，包丁，まな板は熱湯で消毒し，よく乾燥させる。

4）ブドウ球菌

　食中毒の原因となるのは，黄色ブドウ球菌である。この菌は，汚染された食品中で増殖し，エンテロトキシンという毒素を産出する。この毒素により食中毒が起こるので，潜伏期間は1〜3時間と短い。嘔吐，下痢，腹痛などを起こし，予後は良好である。

　エンテロトキシンは熱に強いので，食品が汚染され，毒素が産生されてしまうと，加熱しても食中毒を防ぐことができない。おにぎり，すし，かまぼこ，ソーセージなど感染源は多い。手指に化膿巣（ブドウ球菌の感染が多い）のある人は，食品に直接触れたり，調理しないことが必要である。

5）ボツリヌス菌

　ボツリヌス菌は，土壌，湖など自然界に広く分布し，増殖に伴ってボツリヌ

ス毒素を産生する。この毒素は毒力の強い麻痺性の神経毒であり，ボツリヌス中毒では重篤な症状を示す。初期には悪心，嘔吐が出現し，続いて視力障害，発声障害，嚥下障害（物が飲み込みにくくなる）などの特有の神経症状が現れる。進行すると呼吸麻痺を起こす。

わが国では，キャビア，カラシレンコンによる中毒があり，米国では自家性の缶詰，びん詰による中毒が多い。ボツリヌス毒素は，エンテロトキシンと異なり，熱に弱く，100℃10分間の加熱で不活化する。食前に加熱することにより食中毒を防ぐことができる。

6）ウェルシュ菌

ウェルシュ菌の芽胞は耐熱性が高く，通常の調理では死滅しない。加熱後，室温に長時間放置する間に増殖して食中毒を起こす。給食などで，大量の加熱処理により発生することが多い。水様性の下痢，腹痛を示し，1～2日で治癒することが多い。加熱処理したものは早く食べ，室温放置しないことが予防となる。

7）腸管出血性大腸菌O157

腸管出血性大腸菌は，腸管に定着後ベロ毒素を産生し食中毒を起こす。潜伏期間は2～7日で，はじめは腹痛と水様性の下痢を示し，1～2日後に血性下痢がみられる。まれに溶血性尿毒症症候群（HUS），脳症を併発する。HUSは，溶血性貧血，血小板減少，急性腎不全を主症状とする症候群である。

腸管出血性大腸菌は，病原性大腸菌の一種で，家畜（とくに牛）の腸管内に分布している。家畜や糞便に汚染された食品，水が感染源となる。わが国ではおかかサラダ，貝割れ大根，生レバー，井戸水などが原因で発生している。米国では，ハンバーガーが原因の発生が報告されている。少量の菌でも発症し，ヒトからヒトへの感染もある。

食品はよく洗い，十分に加熱する。よく手洗いし，調理器具の洗浄は十分に行う。患者，保菌者の便は感染防止のために注意する必要がある（手袋を用いる，消毒する等）。

（2）ウイルス性食中毒

ウイルスが原因で起こる食中毒で，ノロウイルスに汚染された生カキなどによるものがある。ノロウイルスは，1997（平成9）年，食中毒の原因物質に指定され，2006（平成18）年には患者数は27,000人を超え，食中毒患者の71.0％を占めた。2018（平成30）年は，8,475名，50.9％を占めている。

ノロウイルスはカキなどの二枚貝の中に含まれ，生食または不十分な加熱で食べることにより発症する。潜伏期間は1～2日，嘔吐，下痢，発熱などの症状を現し，1～3日間持続する。

カキや貝は加熱調理し，手洗いと調理器具の洗浄を行う。

芽　胞
特定の細菌（ボツリヌス菌，ウェルシュ菌など）は，増殖に適さない環境になると芽胞と呼ばれる特殊な細胞をつくり休眠状態となる。

病原性大腸菌
腸内の大腸菌はほとんど無害であるが，いくつかはヒトに下痢を起こし病原性大腸菌と呼ばれる。

（3）化学性食中毒

　有害な化学物質や，食品添加物による食中毒である。食品添加物では，グルタミン酸ナトリウム（酢コンブの大量摂取）などが原因で起こり，化学物質では，ヒ素化合物，カドミウム，銅などがあるが食中毒としては減少している。

（4）自然毒食中毒

　動植物に含まれる毒物による食中毒であり，動物性自然毒と植物性自然毒に大別される。動物性自然毒には，フグ中毒，麻痺性貝毒（二枚貝，巻貝など）等があり，植物性自然毒では，毒キノコによる中毒，アルカロイド中毒がある。

　フグ中毒の原因は，フグ毒（テトロドトキシン）であり，肝臓，卵巣の毒力が強い。摂取後，早い時は30分以内に症状が現れる。口唇，手指のしびれなどの知覚鈍麻，運動障害，呼吸困難などを起こし，8時間以内に呼吸停止により死亡する。

2．食の安全

　食の安全の第一は，安全な食品の流通である。牛乳，食肉の衛生管理，輸入食品の監視，食品添加物，残留農薬の基準設定などが食品の安全性を確保するためになされている。

　牛肉では牛海綿状脳症（Bovine Spongiform Encephalopathy：BSE）に関する対策がとられている。BSEは，牛の脳の組織にスポンジ状の変化を起こし，異常姿勢，麻痺，起立不能などの症状を示し死亡する疾病である。原因は十分に解明されていないが，プリオンという通常の細胞タンパクが異常化したものと考えられている。脳にスポンジ状の変化を起こす疾病には，山羊のスクレイピー，ヒトのクロイツフェルト・ヤコブ病（CJD），新変異型クロイツフェルト・ヤコブ病（vCJD）などがある。

　特定部位である脳，脊髄，眼，回腸遠位部以外からのBSEの感染はなく，牛乳からの感染もないとされている。また，BSEとヒトのvCJDの直接的な確認はされていない。2001（平成13）年9月に，日本で初めてBSEの発生が確認され，同年10月からは食用として処理されるすべての牛を対象にBSE検査を開始し，特定危険部位の除去・焼却を義務化している。

　最後に家庭でできる食中毒の予防について簡単にまとめたい。生鮮食品（肉，魚，野菜）は新鮮なものを購入し，すぐに冷蔵庫に入れる。冷蔵庫の詰めすぎに注意する。調理器具，手指は清潔を保つ。十分に加熱し，調理後は室温に長く放置しない。

食中毒予防の原則
1．菌を付けない。
2．菌を増やさない。
3．菌を生存させない。
（家庭で行うHACCPより）

　食中毒の多くは細菌性食中毒であり，食品が汚染され，病原菌が増殖し，加工や調理で病原菌が死なない場合に発生する。したがってこの過程のどれかを阻止することにより，食中毒を予防することができる。

■3．地球環境問題

　地球規模の環境問題に関して，1992年，「環境と開発に関する国連会議（**地球サミット**）」がリオデジャネイロで開催された。そして，持続可能な開発を基本理念とする「**リオ宣言**」，この宣言を実現化するための行動計画である「**アジェンダ21**」などを採択した。そして10年後の2002年，「持続可能な開発に関する世界サミット（ヨハネスブルグ・サミット）」が開催された。その後も継続して国連を中心に取り組みを続け，2012年には「国連持続可能な開発会議（リオ＋20）」が開催されている。

　国際的な取り組みが必要な地球環境問題には，地球の温暖化，オゾン層の破壊，酸性雨，砂漠化，海洋汚染，野生生物種の減少などがある。

　2015年には，国連が「持続可能な開発目標（SDGs）」を採択し，17の具体的な目標（ゴール）を掲げているが，これらの問題については，水，持続可能な生産・消費，気候変動，海洋，生態系・森林の5つのゴールが深く関係しており，さらなる国際協調による取り組みが期待されているところである。

持続可能な開発
（Sustainable Development）
　将来の世代が自らの欲求を満たす能力を損なうことなく，現代の世代の欲求を満たすような開発。

1．地球温暖化

　人間の活動に伴い，二酸化炭素，メタン，フロンなどの**温室効果ガス**（大気中で赤外線を吸収する気体）が増加すると温室効果が高まり，地表にとどまる熱が多くなるので地表付近の温度が上昇する。この現象が**地球温暖化**である

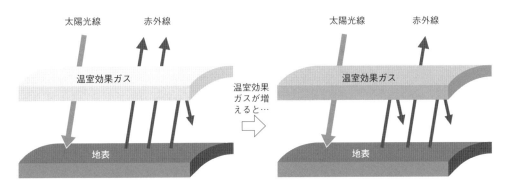

図4-9　地球温暖化のしくみ

（九州環境管理協会：地球温暖化のしくみを知ろう http://www.keea.or.jp/global_warning/，03/01/15）

気候変動枠組条約
　気候変動枠組条約は，1992年に国連で採択された。待機中の温室効果ガス濃度を一定以下で安定化させ，世界で地球温暖化対策に取り組むことで合意したものである。COPは，その締約国会議の略称。第1回のCOP1は，1995年ドイツ・ベルリンで開かれた。京都議定書はCOP3で，パリ協定はCOP21で採択されている。

オゾン層
　大気中でオゾンを比較的多く含む層。

（図4-9）。温室効果ガスで著しく増加しているのは，二酸化炭素である。石炭，石油などの燃焼により発生し，産業革命以降，排出量が増加している。

　地球温暖化により，海水面の上昇，気候変化が起こり，生態系に大きな影響を及ぼすと考えられている。1997年に地球温暖化防止京都会議が開催され「京都議定書」が採択された。2008〜2012年間の先進国の温室効果ガス排出削減目標を定めたものであるが，2001年，米国は議定書からの離脱を表明した。

　2016年には，2020年以降の先進国の温室効果ガス排出削減目標等のための新たな枠組みとして「パリ協定」が発効し，2019年12月COP25がスペイン・マドリッドで開催されたが，大きな成果を得ることはできていない。

2．オゾン層の破壊

　オゾン層（地上25〜45km）は成層圏にあり，太陽からの有害な紫外線の大部分を吸収している。大気中に放出されたフロン，ハロンによりオゾン層が破壊され，オゾンホールの拡大が進行している。オゾンホールは，南極大陸上空のオゾン層に穴があいたようにオゾンの濃度が異常に低くなる現象である。オゾン層の破壊により，有害な紫外線の地上に到達する量が増加し，皮膚がん，白内障などの健康影響，生態系への悪影響（農業生産の減少など）が生じる。

　オゾン層保護のためのウィーン条約が，1985年に採択され，1987年には，フロンなどのオゾン層を破壊する物質の生産，使用を規制するモントリオール議定書が採択された。

3．酸　性　雨

　工場，火力発電所，自動車，燃焼炉などから発生した硫黄酸化物や窒素化合物が，大気中で酸化し，硝酸・硫酸を含んだ強い酸性の雨が降る現象をいう（図4-10）。pH6.5以下（中性はpH7）の雨を酸性雨という。欧米では湖沼の酸性化により，魚類の生息が脅かされ，森林被害や歴史的な遺跡への影響が現われている。

　酸性雨には，酸性の乾いた粒子状物質の降下も含まれる。気流などにより国境を越えて運ばれ，大気汚染を拡大する。東アジア地域（2019年現在13ヶ国）では，「東アジア酸性雨モニタリングネットワーク」が2001年から開始され，2019年までに21回の政府間会合が開催されている。

4．砂　漠　化

　乾燥地域や半乾燥地域で，気候の変化や過剰な耕作，放牧などが原因で起こる。砂漠化による生産力の低下は，食糧不足や飢餓の原因となる。砂漠化の影響を受けている土地は，全陸地の約4分の1，耕作可能な乾燥地域の約70％に

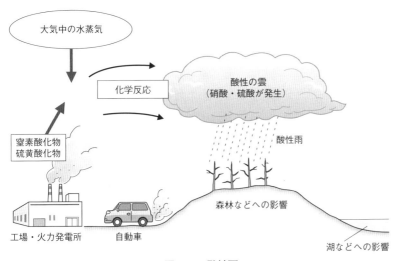

図4-10　酸性雨

（地球doctor：酸性雨，http://contest.thinkquest.jp/tqj2001/40419/yes/sanseiu/index.html，2002/11/27）

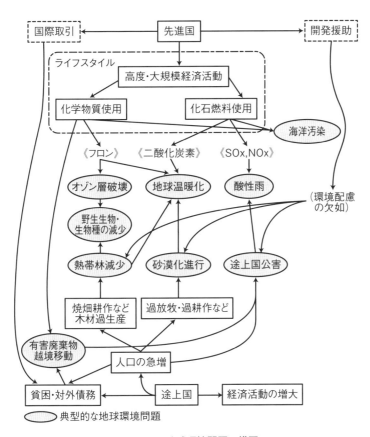

図4-11　地球環境問題の構図

（不破敬一郎編著：地球環境ハンドブック(89)，p.9，朝倉書店，1994）

広がり，世界人口の約6分の1（約10億人）が影響を受けているとされている。

　地球環境問題には，このほかに森林減少があり，開発途上国の熱帯林の減少が問題になっている。熱帯林の減少は，野生生物種の減少，絶滅をもたらし，二酸化炭素の放出量の増加により，地球温暖化を加速すると考えられる。また海洋汚染も進行している。タンカーの事故や海底油田開発に伴う油による汚染は，生態系に影響を及ぼし，漁業の被害が発生している。

　これらの地球環境問題は，独立して存在するのではなく，相互に複雑に関連している。さらに人間の活動に伴って発生し，その結果も人間に様々な影響を与えている。例えば，熱帯林の減少の原因は焼畑耕作と過剰伐採であり，森林の減少により洪水や土砂崩などが起きている。背景には，開発途上国における急激な人口増加，貧困などの問題があると考えられている。一方，先進国では，経済活動に伴う二酸化炭素の排出，化学物質の使用などにより，海洋汚染，オゾン層の破壊，地球温暖化を進行させている（図4-11）。

■4.　ノーマライゼーション

1.　ノーマライゼーションとは

　ノーマライゼーションという概念を最初に提唱したデンマークのN.E.バンク-ミケルセンは，「全ての人が当然持っている通常の生活を送る権利をできる限り保障する」ことを目的とした言葉であると述べている。

　ノーマライゼーションにおけるノーマライズとは，障害のある人をノーマルにすることではなく，彼らの生活条件をノーマルにすることである。ノーマルな生活条件とは，対象者である障害のある人と同じ国に住む人々が生活している通常の生活条件を指す。これは，障害者の存在を特別なものと考えて社会的に隔離するのではなく，障害のある人もない人も地域でともに生活している状態こそが自然であるという前提のもとに，障害のある人もまた，家庭や地域において普通の生活を送ることを可能としていくための方策を講じていくことの重要性を示している。このノーマライゼーションの実践には，障害者の自立と地域社会における共生・連携が必要とされる。

2.　ノーマライゼーションの成り立ち

　デンマークでは知的障害者の処遇活動は1855年から始められたが，特に第二次世界大戦後は，隔離的または保護主義の色彩が強いものであった。大型収容施設がつくられ，知的障害者は年齢に関係なく施設に収容され，また施設から

退所する場合には優生手術を行うなど問題が多かった。こうした知的障害者の処遇を問題として，1951（昭和26）年頃より障害者の親や家族による会が発足した。当時デンマーク社会省精神薄弱福祉課に勤務していたバンク－ミケルセンは，この親の会の目的や要望に共鳴して社会省へ要請を提出するにあたって活動を支援した。この要望書ではじめて「ノーマライゼーション」という言葉が使用された。また，この要望書では，入所施設での処遇改善や施設の設置場所について，あるいは知的障害者に対する教育の機会の獲得が記載されている。

　この知的障害者の家族から提出された要望書が検討された結果，「知的障害を持っていても，その人はひとりの人格を持つものであり，ノーマルな人々と同じように生活する権利を有する」という新しい理念を盛り込んだ1959年法が制定された。この法律は，「ノーマライゼーション」という言葉が世界で初めて用いられた法律であり，従来の「自活能力のない国民は全て公的機関による援助を受ける権利がある」とした憲法とは異なった援助の仕方を模索する内容となった。

　この知的障害者に対するノーマライゼーションという新しい概念は，まず北欧諸国で，次いで欧米各国の知的障害者対策として受け入れられるようになった。特筆すべきは，スウェーデンにこの概念が波及して法的に具体化されていく過程で，対象を知的障害者から機能的な障害のある人々，すなわち身体障害者・重度心身障害児を始めとする全ての障害者に拡大されたことである。このことは，国際連合が発表した障害者に対する各宣言の過程にも見て取れる。

　国際連合は1981（昭和56）年を国際障害者年とし，またこれに続く10年間（1982～1992年）を国連・障害者の10年として，障害者に対する理解と障害者施策の推進を目的とした様々な行事が各国で行われた。その行動計画として1979（昭和54）年に策定された国際障害者年行動計画では，メインテーマとして「完全参加と平等の実現」を挙げ，基本理念の1つとしてノーマライゼーションの考え方が位置づけられた。

3．ノーマライゼーションと障害者施策

　現在では，ノーマライゼーションは国際的に最も認められた障害者に対する考え方である。これを受けて，日本でもこの概念を取り入れた施策が行われている。

（1）障害者施策の流れ

　ノーマライゼーションの概念が取り入れられた施策は，1982（昭和57）年に策定された「障害者対策に関する長期計画」である。1993（平成5）年度にはその後継計画として「障害者対策に関する新長期計画（障害者基本計画）」が策定され，その具体的な数値目標を掲げた「障害者プラン〜ノーマライゼーシ

ョン7か年計画～」は1996（平成8）年度から開始された。障害者プランの目的は，リハビリテーションの理念（ライフステージの全ての段階における全人的復権を目指す）とノーマライゼーションの理念（障害者が障害のない者と同等に生活し，活動する社会を目指す）の実現である。このプランにより，障害者のライフスタイルに応じた障害者施策を関係省庁が一体となって実施することで，より効果的に実施することが可能となった。

　一方で，1993年に障害者の自立と社会参加を促進するために，心身障害者対策基本法が改正されて障害者基本法となった。この法律は，「障害者の完全な参加と平等」というその後の障害者施策の基本的な方向性を示すものであり，国・地方自治体および国民の責務を明記して，障害者の自立と社会・経済・文化などあらゆる分野における活動への参加を促進することを目的としている。また，本法では障害者を「身体障害，知的障害，精神障害（発達障害を含む）その他の心身の機能の障害（以下「障害」と総称する）がある者であって，障害及び社会的障壁により継続的に日常生活又は社会生活に相当な制限を受ける状態にあるもの」と定義して，個別の障害に着目した施策から総合的な施策への発展を目指している。

　障害者基本計画と障害者プランの期間終了に伴い，2002（平成14）年度には翌年度からの新しい「障害者基本計画」と，その具体的目標を定める「重点施策実施5か年計画」が定められた。2007（平成19）年には，その後継として「重点施策実施（後期）5か年計画」が決定されている。さらに，2013（平成25）年には「障害者基本計画」の第3次が，2018（平成30）年には第4次が策定された。この基本的な考え方は，これまでのリハビリテーションとノーマライゼーションの理念を継承するとともに，障害の有無にかかわらず，国民誰もが相互に人格と個性を尊重し，支え合う「共生社会」の実現を目指している。

（2）障害者自立支援法から障害者総合支援法へ

　2006（平成18）年には，障害者や障害児がその有する能力と適性に応じて自立した日常生活や社会生活を営むことができるように必要なサービスの給付や支援を行い，そのことで障害の有無にかかわらず国民が相互に人格と個性を尊重し安心して暮らすことのできる地域社会の実現を目指した「障害者自立支援法」が施行された。この法律では，①自立支援給付（障害者福祉サービス，自立支援医療，補装具の購入），②地域生活支援事業，③地方自治体による障害者福祉計画の策定，が定められた（図4-12）。

　障害者自立支援法は，その後の利用状況や支援の充実の観点から見直しが図られ，「制度の谷間」がなく，かつ利用者の応能負担を基本とする総合的な制度をつくるために，同法は大幅改正されることとなった。新制度施行までのつなぎとして，障害者自立支援法・障害者基本法の一部改正が行われた。

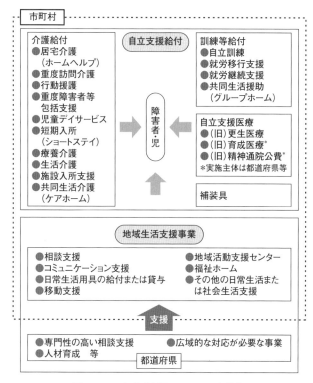

図4-12　自立支援システムの全体像
(厚生労働統計協会：国民衛生の動向2012/2013，p.121，厚生労働統計協会，2012)

　2010（平成22）年に，その新制度までのつなぎとした法律が成立し，2012（平成24）年に一部を除いて施行された。この法律では①利用者負担の応能負担を原則とする，②発達障害を障害者自立支援法の対象であることを明確にする，③基幹相談支援センターの市町村設置と自立支援協議会の法律上の位置づけを明確にし相談支援の充実を図る，④障害種別に分けられていた障害児施設を一元化かつ通所サービスの実施主体を市町村に移行するとともに障害児支援の充実を図る，ことを主な内容とした。これに伴い，児童福祉法も改正された。

　2012年には，地域社会における共生の実現に向けた障害保健福祉施策を講ずるための関係法律の整備に関する法律が成立し，2014（平成26）年に全面施行された。この法律では，①法律の名称を障害者自立支援法から「障害者の日常生活及び社会生活を総合的に支援するための法律」（略称；障害者総合支援法）と変更する，②障害者の範囲の見直しを図る，③障害程度区分を障害支援区分に改める，④障害者に対する支援を障害の多様な特性やその他の心身の状態に応じたものとする，⑤サービス基盤を整備する，ことが定められた。②の障害者の範囲の見直しでは，障害者の定義に新たに難病等（治療方法が確立していない疾病その他の特殊の疾病であって政令で定めるものによる障害の程度が厚生労働大臣が定める程度である者）が追加された。これにより難病等の対処と

　なる疾病を持つ者は障害者手帳を取得していなくても，必要な障害福祉サービスを利用できるようになった。

　この法律は成立後3年に見直しが行われ，2016（平成28）年に一部改正が成立した。この改正では，①障害者が自ら望む地域生活への支援として，自立生活援助，就労定着支援を新設するほか，医療機関への入院時における支援や障害者が介護保険サービスを利用する際の負担軽減の仕組みを設ける，②障害児支援におけるニーズの多様化に対応するためのサービスの新設や拡充を図る，③サービスの質の確保・向上に向けた環境整備を行う，ことが組み込まれた。

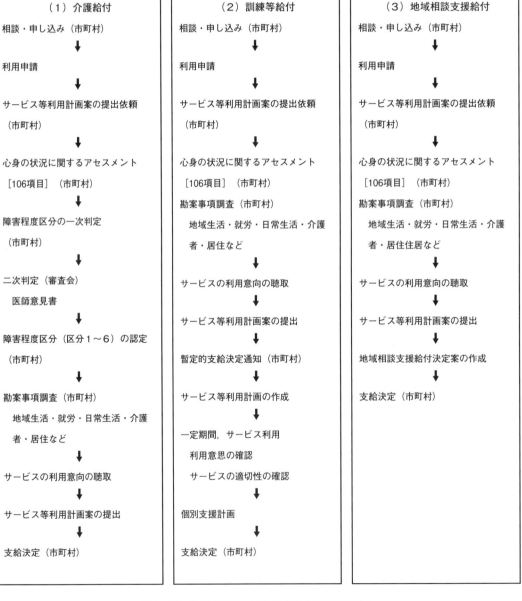

図4-13　自立支援サービスの支給決定までの流れ

参 考 文 献

1 ）洪愛子編：感染症ナーシング，学習研究社，2002

2 ）佐藤益子編著：小児保健，樹村房，2002

3 ）上延富久治編著：要説公衆衛生学，建帛社，1997

4 ）厚生労働統計協会編：国民衛生の動向，厚生労働統計協会，各年

5 ）厚生省保健医療局結核感染症課監修：速報　感染症の予防及び感染症の患者に関する医療に関する法
律，中央法規，1998

6 ）星旦二，松田正己編：公衆衛生，医学書院，2002

7 ）横浜市衛生局：結核予防のための正しい知識，
http://www.eiken.city.yokohama.jp/infection_inf/tb3.html，2002/12/17

8 ）本郷利憲他編：標準生理学，医学書院，1996

9 ）森亭：結核の基礎知識，http://www.jata.or.jp/rit/rj/kiso.htm，2002/12/21

10）福田光：エイズ以外の性感染症（2000/11/13），
http://www.mars.dti.ne.jp/~frhikaru/std/std.html，2002/12/23

11）中條洋，小野寺昭一：性感染症と性風俗の現状　公衆衛生vol.66 No.5，2002

12）食べもの文化編集部編：食中毒から子どもを守る，芽ばえ社，1998

13）三輪谷俊夫監修：食中毒の正しい知識，菜根出版，1993

14）熊倉伸宏編著：社会医学がわかる公衆衛生テキスト，新興医学出版社，2000

15）厚生労働省：食中毒サーベイランス分科会，ボツリヌス菌による食中毒等について（97/07/10），
http://www1.mhlw.go.jp/houdou/0907/h0710-2.html，2002/12/14

16）横浜市衛生研究所：ボツリヌス症について，
http://www.eiken.city.yokohama.jp/infection_inf/botulism1.htm，2002/12/14

17）厚生労働省：牛海綿状脳症（BSE）等に関する厚生労働省の対応状況について，
http://www.mhlw.go.jp/topics/0103/tp0308-1.html，2002/12/14

18）苫米地孝之助編著：公衆衛生学，建帛社，2002

19）imidas2002，集英社，2002

20）地球doctor：酸性雨，
http://contest.thinkquest.jp/tqj2001/40419/yes/sanseiu/index.html，2002/11/27

21）大阪府ECOGALLERY：地球温暖化とは？，
http://www.epcc.pref.osaka.jp/apac/jpn/earth/global_warming/what.htm，2002/11/27

22）京都府：地球環境問題，http://www.pref.kyoto.jp/intro/21cent/kankyo/globe_prob/，2002/11/27

23）不破敬一郎編著：地球環境ハンドブック，朝倉書店，1994

24）花村春樹：「ノーマリゼーションの父」N.E.バンク-ミケルセン，その生涯と思想，ミネルヴァ書房，
1994

25）河東田博他訳編：ノーマライゼーションの原理，普遍化と社会改革を求めて，B.Nirje，The
Normalization Principle Papers.，現代書館，2000

26）厚生労働省：自立医療支援制度の概要，

　　http://www.mhlw.go.jp/bunya/shougaihoken/jiritsu/gaiyo.html，2014/11/26

27）厚生労働省：地域社会における共生の実現に向けて、新たな障害保健福祉施策を講ずるための関係法

　　律の整備に関する法律の概要，

　　http://www.mhlw.go.jp/seisakunitsuite/bunya/hukushi_kaigo/shougaishahukushi/sougoushien/dl/

　　sougoushien-06.pdf，2014/11/26

28）厚生労働省：発達障害者支援施策の概要，

　　http://www.mhlw.go.jp/bunya/shougaihoken/hattatsu/gaiyo.html，2014/11/26

トピックス

1. 救急蘇生法

　救急蘇生法は，意識障害，心停止，呼吸停止，大出血などによる生命の危機
を救うために行う手当である。救急車を呼んで到着するまで手をこまねいてい

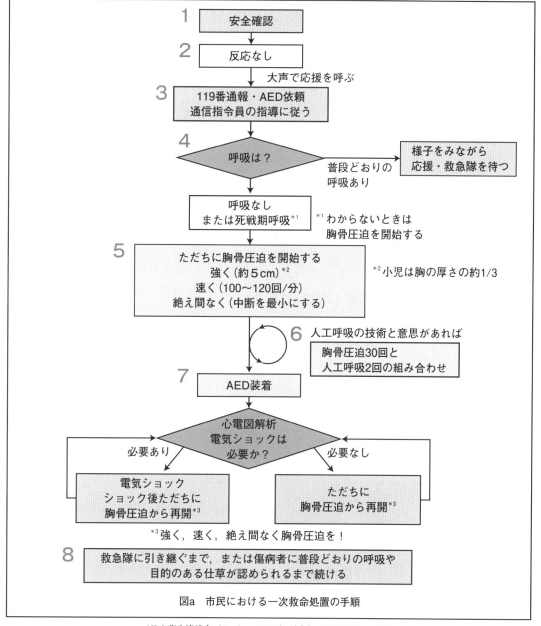

図a　市民における一次救命処置の手順

（日本蘇生協議会（JRC）：JRC（日本版）ガイドライン2015）

るのではなく，迅速に必要な手当を行わなければならない。心肺蘇生法と止血法を合わせて救急蘇生法という。

1．心肺蘇生法

心肺蘇生法（cardiopulmonary resuscitation：CPR）には，観察，気道の確保，人工呼吸，心臓マッサージがある。傷病者を観察し，意識の有無を確認する。意識がなければ直ちに救急車を呼び，気道を確保する（図a）。

① 気道の確保

傷病者の前額に手を当て，もう一方の手であごの先を持ち上げ，空気が肺に到達する通路を開通させる（図b）。乳幼児の場合は，人差し指であごを持ち上げる。

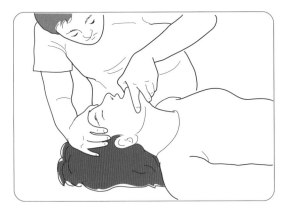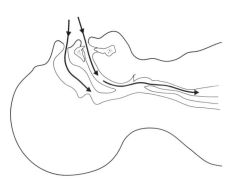

図b　気道の確保

② 人工呼吸（口対口人工呼吸法）

鼻をつまみ，口の中へ2秒位かけて息を吹き込む。この際，傷病者の胸部が膨らむことを確認する。人工呼吸を2回行った後に，傷病者に何らかの反応（咳，体の動きなど）がみられるかを観察し，反応がない場合は心臓マッサージと人工呼吸を行う。

③ 心臓マッサージ（胸骨圧迫）

傷病者の横に位置し，両側の乳頭を結ぶ骨の上に両手を重ねておく（8歳以上の場合）。体重をかけ真下に向かい圧迫する。胸が3.5〜5cmへこむように圧迫し，1分間に100回の速さで行う。小児の場合には，胸の厚さの約3分の1を目安とする。

胸骨圧迫と人工呼吸の比率は30：2とする。

④ AED

AED（Automated External Defibrillator：自動体外式除細動器）は心室細動により心臓が止まっている場合に，電気ショックを行い，心臓の動きを取り戻す機器である。AEDを傷病者の頭の近くに置き，電源を入れ

音声メッセージに従って操作する。電極パッドを貼りつけるとAEDは自動的に心電図を解析し，電気ショックが必要かどうかを決定する。音声メッセージで指示がだされるので，一般の人でも操作が可能である。

２．止　血　法

外傷による大量の出血や，出血が止まらないときには，適切な止血法を行い，出血量を少なくする必要がある。とくに動脈からの出血では，血液が拍動性に勢いよく出るので，急いで適切な処置を行わないと短時間で重篤な状態におちいる危険がある。止血法には，直接圧迫止血や止血帯を用いる方法などがある。

① 直接圧迫止血

傷口に清潔な布（ガーゼ）を当て，直接手で圧迫する。または清潔なタオルなどを当てその上から包帯などを巻いて圧迫する。その際，外傷を受けた手足は，心臓より高く上げる。

② 止血帯による方法

直接圧迫止血では止血できないときには，止血帯を用いて止血する方法をとる。止血帯には三角布・タオルなどを折るなどして幅5cm位の布を用いる。出血部位より心臓寄りに止血帯を巻いて強く結ぶ。さらに結び目に短い棒をおいてさらに結び，その棒をゆっくり回しながらしめる。止血時間を記録し，30分以上続ける必要がある場合は，30分位で一度止血帯をゆるめ，再び止血するようにする。

参 考 文 献

1）日本蘇生協議会ホームページ，「JRC蘇生ガイドライン2015」オンライン版2016年最終版
2）田中昇・河野正賢監修：新版図説救急処置，建帛社，1995

2．臓器移植

　臓器移植とは，外傷や疾病によってある臓器の機能が失われてしまった場合に，他から同じ臓器を移植して機能の回復を図る手段をいう。現状では，臓器移植は，提供者（ドナー）による臓器の提供が不可欠であり，多くの場合臓器の提供はドナーの死亡をもって行われることになる。

　正当な理由なしに死体から臓器等を摘出すれば，刑法の死体損壊罪（第190条）に抵触することになる。そこで，一定の法定条件を満たして行われる臓器摘出に限って合法化することとした。その合法化のための法定条件を規定したものが1997（平成9）年に施行された「臓器の移植に関する法律」（臓器移植法）である。この法律では，移植の対象となる臓器，臓器摘出の要件等が定められており，また臓器売買の禁止と処罰についても規定を設けている。

　移植の対象となる臓器とは，「人の心臓，肺，肝臓，腎臓，その他厚生労働省令で定める内臓及び眼球」である。また，省令で膵臓と小腸が加えられている。臓器の摘出の要件として，死亡した者が，①生存中から臓器の提供を希望する意思があり，かつその意思が書面により表示されていること，②遺族が臓器摘出を拒まないまたは遺族がないことの2点が揃ったときに臓器を摘出できる，としている。なお，2010（平成22）年の法律改正により，ドナーの意思が不明な場合も，遺族の承諾が得られれば臓器の提供を行うことができることとなった。これにより，提供の意思が明確と認められないために臓器提供ができなかった15歳未満からの臓器提供が可能となっている。これは，臓器の容量の点等から，成人の臓器を使用することが困難な小児への臓器移植が可能となったことを示す。法改正後から2016（平成28）年までに，15歳未満からの臓器提供は12例である（厚生労働省「臓器移植における現状と課題について」2017による）。

　臓器摘出の対象となる死体には「脳死した者の身体を含む」が，脳死の判定は，当該者がドナーとなる要件を満たし，かつ全ての脳の機能が不可逆的に停止したと判定された場合に限定して，「脳死を人の死」としている。

　臓器移植が必要な患者に対しては，移植術を受ける機会が公平に与えられるべきである。その確保のために，臓器移植ネットワークを窓口として一元的に臓器のあっせんを行っている。ただし，親族に対しては，優先的な提供の意思を書面で提示することができる。また，脳死体からの臓器については，臓器移植術が適切に実施されて高い成功率を維持するために，実施施設を限定している。

　本法は死体からの臓器の摘出を定めるものであり，皮膚や血液，また生体から摘出される臓器の移植は，本法の対象ではない。特に，親族間で行われてい

る生体からの腎臓，肝臓等の移植については，慎重な検討が必要である。現在，日本移植学会が倫理審査を行い，その適切性（ドナーの意思，臓器移植の必要性等）の確認を行っている。また，臓器提供後のドナーの健康については，十分な配慮が必要であり，その面での保障等の規定が望まれる。

参 考 文 献

1）厚生省保健医療局臓器移植法研究会監修：逐条解説臓器移植法，中央法規，1993
2）日本臓器移植ネットワーク：http://www.jotnw.or.jp/，2015/2/5
3）星野一正他編：脳死と臓器移植，蒼弓社，1991

3．海外渡航にかかわる問題

　観光で，あるいは留学や仕事で海外に渡航する者が増加している。特に短期間の旅行は日本とは異なった環境と接触することになる。そのことは，私たちの健康状態に影響する。

1．渡航先で発生している健康問題

　特に発展途上国では，日本では衛生状態の向上によって姿を消した感染症が未だその国の人々の健康を脅かしていたり，新たな感染症が出現して世界全体の脅威となっている。また，渡航先の治安状況や部族間・近隣諸国との政治・思想による緊張は，その地域に入り込んだ私たちの安全と大きくかかわっている。

　このような健康問題に対する予防の第一歩は，情報の収集である。渡航先では，特にどのような健康問題が生じているのか，その問題が私たちに影響する可能性があるのか，どのようなことが予防策として効果的なのか等の情報を収集し，対策を検討する必要がある。外務省は，ホームページで各国の健康・安全に係わる問題や対策に関する情報を提供している。また，各地の国際空港・湾港でもリーフレットによる情報提供を行っている。これらの情報を有効に利用する必要がある。特に感染症予防では，効果的なワクチンが数多く開発されており，その利用が有効である。ただし予防接種によって体調が崩れたり，また体調次第では予定していた日に予防接種を受けることができなくなったりする可能性もあるので，準備期間に余裕を持つ必要がある。

　特に若者で人気の高い，アジア地域やアフリカ地域からの帰国者では，食中毒や経口感染（食べ物や飲み物を摂食することによる感染）による感染症に罹患して帰国する者が増えている。これらの疾患の病原体は，加熱処理等のちょっとした注意で予防できる。

２．持病（慢性疾患）の管理

　特に定期的な投薬等の管理が必要な疾患に罹患している場合は，その管理方法に注意する必要がある。近年では飛行機を利用しての旅行が主流であるが，移動が短時間で行うことができる反面，短時間で時差を解消する必要が生じる。時差の解消は自分の時間感覚を変化させることだけでなく，定期的な疾患管理に対しても行う必要があるが，多くの場合そのことを見落としがちである。例えば投薬は，薬の効果を維持するために時間を決めて行われる。移動中，あるいは到着してからも日本で決められた時間と同じ時間に投薬を行えば，時差のために，許容できる範囲以上の時間が経過してしまう場合もある。それによって，直接その人の健康状態に深刻な問題を与えてしまうこともある。また，長期間，海外に滞在する場合には，持病の管理に必要な薬剤の確保も問題となる。治療法や発売されている薬剤が，日本と異なっていることはよくみられる。事前に主治医と相談することが求められる。

３．渡航先からの要望

　一方で，私たちが相手国に入ることで，相手国に影響する可能性もある。例えば日本は先進国と言われて久しいが，感染症の面では必ずしも先進国とは言えない状況がある。結核や麻疹などは他の先進国では既に希な感染症であるが，日本では未だに罹患数が高く，「麻疹輸出国」，「結核輸出国」などと問題視されている。このことが特に問題になるのは，留学や就業など，ある程度長期間滞在する場合である。つまり，相手国で感染源とならない保証を求められるのである。例えば健康診断書や予防接種証明書の提出などである。

４．安　楽　死

　安楽死とは，きわめて近い将来に確実に死が訪れるだろう患者に対して，患者自身の同意に基づいて，激しい苦痛を除去する目的で提供された医学的処置がもたらす死を指す。安楽死には，この死期を早める可能性がある医学的処置の提供のされ方に従って，「消極的安楽死」と「積極的安楽死」があるとされている。消極的安楽死では，苦痛を和らげ除去する以外の治療は行われない。栄養剤の点滴などの処置を施さない場合も含まれる。これに対して積極的安楽死では，積極的に死期を早める処置を指す。医療従事者や患者本人・家族による「死」に対する強い意志がある点に特徴がある。

　安楽死が話題として取り上げられる背景には，患者の「死ぬ権利」の論議がある。すなわち，患者が自らの健康問題に積極的にかかわり，治療方針や予後に対しても患者の意志が尊重される権利である。その権利の中に，死ぬ権利があるというのである。しかしながら一方で，激しい苦痛を伴っている患者に冷

静な判断ができるのかという問題がある。つまり，一時的に激しい苦痛から逃れるために「死にたい」と訴えているにすぎず，その真意は苦痛からの解放だけで，死そのものを望んでいるのではない場合である。近年，日本でもいくつかの安楽死に関する事件が生じているが，死を提供した医療従事者と，死を希望したとされる患者本人あるいは患者家族との間で，言葉の解釈に相違が生じており，それが論点となっている。また，現状では治療が困難な疾患でも，近い将来には効果的な治療法が発明される可能性が常に残されている限り，医療従事者が安易に死を提供することは問題がある。

患者の「死ぬ権利」が確保された結果での死は，「尊厳死」という言葉で表される。また，その権利を確保するために，患者自身の意志を事前に書面によって残すことも行われている。

参 考 文 献

1）池永満：患者の権利，九州大学出版会，1994

2）岡田淳子他訳，J. Hackethal：最後まで人間らしく，Humans Leben bis zuletzt，未来社，1996

3）保阪正康：安楽死と尊厳死，講談社，1993

4）星野一正：医療の倫理，岩波書店，1991

5．ドメスティック・バイオレンス，児童虐待

1．ドメスティック・バイオレンス

ドメスティック・バイオレンスを字面のまま訳すと，家庭内暴力という言葉になる。家庭内暴力は，家庭や親密な関係の者の間で生じる暴力全般を指す用語である。しかしながら，日本では子供が家族に対して行う暴力のイメージが強いので，そのイメージと区別するためにそのまま「ドメスティック・バイオレンス」または，略してDVという言葉を用いる専門家が多い。配偶者間だけでなく，児童や老親への虐待も含むが，多くは夫から妻や子供へ，あるいはパートナーの男性から女性に与えられる。

日本では2001（平成13）年10月に「配偶者からの暴力の防止及び被害者の保護等に関する法律（DV防止法）」（2013（平成25）年改正）が成立した。本来DVには身体的暴力のみでなく，心理的・性的暴力，言葉の暴力，経済的暴力も含まれる。この法律の対象は当初配偶者間の身体的暴力に限られていたが，2004（平成16）年の改正で「心身に有害な影響を及ぼす言動」が加えられた。内閣府による「男女間における暴力に関する調査（2017（平成29）年実施）」では，配偶者間での暴力について調査している。既婚および離婚者のうち，配偶者からの被害経験があったと回答した者は26.2％（女性31.3％，男性19.9％），

そのうち9.7％は「何度もあった」としている。被害を種別すると「身体的暴行」17.4％,「心理的攻撃」13.4％,「経済的圧迫」6.8％,「性的強要」6.0％となっている。また,「命の危険を感じた」と回答した者は,10.9％（女性15.0％,男性3.1％）にのぼっている。また,2002（平成14）年4月より配偶者暴力相談支援センターが各都道府県に設置（2004年12月からは市町村でも設置可能となった）されたが,センターへの相談件数は,2018（平成30）年度は11万4,481件に上っている。その98％が女性からのものである。

　内閣府の調査（1999年）では配偶者の職種・学歴・収入等で比較しているが,被害者である女性の場合,配偶者の属性による違いは見られなかった。すなわち,加害者である男性は特定な人々ではない。DVが発生する背景には,社会的・文化的な男女間での役割分担に対する期待があると述べる専門家もいる。

　DV防止法では,国および地方自治体が配偶者による暴力発生の防止と被害者の保護を行う責務を有することを明確にしている。その上で,配偶者暴力相談支援センターを設置して,相談・一時保護・情報提供等を行うこととしている。また,DVが行われていることを知った人は,警察や配偶者暴力相談支援センターのような関係機関に通報することを述べている。

2．児童虐待

　本来,児童虐待は家庭の内外の区別なく生じるものであるが,保護者によって行われたのか,身内ではない第三者によってもたらされたものかによって,意味合いが異なる。家庭外でなされる児童虐待は,児童を対象とした殺害・傷害・暴行等の刑事事件や,教育現場での体罰やしごきが該当する。一方,家庭内で生じる児童虐待は主に保護者によってもたらされ,家族間の問題が児童虐待という形で顕在化しているとの指摘もある。

　一般的に,児童虐待は身体的虐待,保護の怠慢・拒否（ネグレクト）,性的虐待,心理的虐待の4つに分類されている。ネグレクトとは,保護者としての責務の放棄であり,例えば出生の未届けや不就学などがこれに相当する。2018（平成30）年度の児童相談所が受けた相談のうち児童虐待に関するものは全国で159,850件（速報値）を数えたが,心理的虐待が55.3％,身体的虐待が25.2％,

表a　児童虐待が生じる要因

要　　　　因	内　　　　容
親	親自身の被虐待体験,経済的困難,親族・近隣・友人からの孤立,夫婦の不和等
子　　　供	望まぬ妊娠による出生,育児に負担を感じやすい（頑固,すぐ泣く等）,養育が困難（低体重,基礎疾患がある,多胎等）等
親 子 関 係	初期の親子分離体験等による親子関係の形成が困難

ネグレクトが18.4％，性的虐待が1.1％となっており，心理的虐待が増加している。

　児童虐待は，家族の社会的・経済的・心理的背景が複雑に絡み合って生じると考えられる。医療機関や保健所・児童相談所などの調査結果からは，親側・子供側・親子関係のそれぞれに要因があり，これらが単一あるいは複数で関係していることが認められている（表a）。

　2000（平成12）年11月には「児童虐待の防止等に関する法律（児童虐待防止法）」が施行された。この法律では，児童虐待を保護者からの虐待に限定して，その対応を示している。国と地方自治体に対して，児童虐待の早期発見，被虐待児童の保護の実施とそのための体制づくり，情報提供等を行うことを規定している。また，この法律によって，児童虐待を発見した者に対する通告義務が定められている。

参 考 文 献

1 ）厚生労働統計協会編：国民の福祉の動向2019/2020，厚生労働統計協会，2019
2 ）日本DV防止・情報センター編：ドメスティック・バイオレンスへの視点，朱鷺書房，1999
3 ）津崎哲郎：子どもの虐待，朱鷺書房，1992
4 ）児童虐待防止制度研究会編，子どもの虐待防止，朱鷺書房，1993
5 ）岡田隆介編：児童虐待と児童相談所，金剛出版，2001

６．内分泌撹乱化学物質（いわゆる環境ホルモン）

　環境ホルモンが問題となり始めたのは，20世紀もあとわずかで終わろうという1997（平成9）年頃からのことである。この環境ホルモンは，国民にも，また医学界にも，新たな，そして重大な課題の出現として衝撃をもって受けとめられることとなった。

　環境ホルモンの正式名称は「外来性内分泌撹乱化学物質」である。たいへん長く難しい名称なので，これを紹介するNHKの番組のなかで，わかりやすく説明するために「環境ホルモン」という語を使い，それが瞬く間に広まったものである。なお，厚生労働省・環境省では「内分泌撹乱化学物質」を正式名称としている。

１．定 　義

　アメリカのスミソニアン・ワークショップ（1997年）では，「生体の恒常性，生殖，発生，あるいは行動に関する種々の生体内ホルモンの合成，貯蔵，分泌，体内輸送，受容体結合，ホルモン作用，あるいはクリアランス（分解・排泄）などの諸過程を阻害する外因性の物質」[1]と定義している。

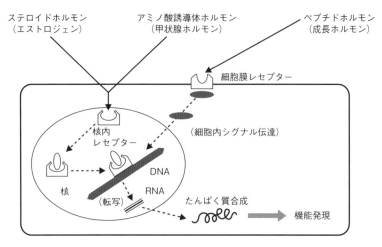

図d　代表的なホルモンの構造と作用メカニズム

（環境省：外因性内分泌攪乱化学物質問題への環境庁の対応方針について，2000）

わが国の旧環境庁の「環境ホルモン戦略計画SPEED '98」では，「動物の生体内に取り込まれた場合に本来，その生体内で営まれている正常なホルモン作用に影響を与える外因性の物質」であり，「環境中に存在するいくつかの化学物質が，動物の体内のホルモン作用を攪乱することを通じて，生殖機能を阻害したり，悪性腫瘍を引き起こすなどの悪影響を及ぼしている可能性があることの指摘がなされている」[2]としている。

2．作用メカニズム

　まず，「ホルモン」とは何であろうか。ホルモンは内分泌器官（脳下垂体・腎臓・副腎・膵臓・精巣・卵巣など）でつくられ，主として血液中に分泌され，微量で他の器官の機能を特異的に調整する化学物質である。血流によって，目標となる器官に運ばれて，その標的器官にある目的の細胞に到達すると，受容体（レセプター）と結合して活性化，遺伝情報を担うDNAに情報を伝達し，遺伝情報がRNAに転写されて目的のたんぱく質が生成されることにより，ホルモン作用を発揮する。なお，ホルモンとその受容体は，鍵と鍵穴のように，１対１の対応にあり，両者が結合することではじめて作用を発揮する。

　では，「環境ホルモン」の作用メカニズムとはどのようなものであろうか。

　メカニズムには多くの可能性があるが，受容体（レセプター）に関連して考えられているのは以下のようである。

　生理的エストロジェン（女性ホルモン）は，細胞の核内でエストロジェン受容体と結合してこれが遺伝子を活性化させ女性ホルモン作用が起こる。一方，環境ホルモンであるDDTやDESといわれる化学物質などは構造上このエストロジェン受容体に合ってしまうので，生体は生理的エストロジェンと同様な反応を起こす[2]。

　即ち，図dの核内レセプター（鍵穴）に，本来はエストロジェン（鍵）がはまるところが，このエストロジェン受容体にはまってしまう構造をもつ外来性の化学物質が体内に入ってくると，このエストロジェン受容体と結合して，女性ホルモンとしての作用を発揮してしまうのである。

　また，ダイオキシンやPCBは，別の受容体（アリルハイドロカーボン受容体）に結合し，間接的に女性ホルモンの撹乱を起こすと考えられている。また，DDTの代謝物質であるDDEという環境ホルモンはアンドロジェン（男性ホルモン）受容体と結合するが，男性ホルモン作用を引き起こすことはなく，生理的男性ホルモンの作用を阻害する[2]。

3．人体への影響

　一般的に懸念されているのは以下の事項である[3]。これらの影響については現在，実験や調査によるリスクの確認作業が進められている。

・精子数の減少　　・子宮内膜症　　・免疫異常
・がん（乳がん・子宮がん・卵巣がん・前立腺がん・精巣がんなどホルモンの影響を受けやすいがん）
・先天異常（生殖器異常，低出生体重児，二分脊椎など）
・発育異常（精神神経発育，性的発育など）
・神経系障害（行動異常，神経疾患など）

4．リスク確認と新たな課題への対応

　化学物質の内分泌撹乱作用については，依然としてその有害性など未解明な点が多く，環境中濃度の実態把握，試験方法の開発，生態系影響やヒト健康影響等に関する科学的知見の調査研究を，関係府省の連携のもと国際的に協調して実施している。これまでの調査研究では，魚類において4物質で環境中の濃度を考慮した濃度で内分泌撹乱作用を有することが推察されているが，哺乳類においては，ヒト推定曝露量を考慮した用量で，明らかな内分泌撹乱作用が認められた物質はない[4]。環境省では，2016（平成28）年に「化学物質の内分泌かく乱作用に関する今後の対応－EXTEND2016－」を発表した。EXTEND2016では，それまでのEXTEND2015を継承し，必要に応じたリスク管理を目標とし，評価手法の確立と評価の実施を加速することをねらいとしている。

引用文献

1）高杉暹，井口泰泉：環境ホルモン・人類の未来はまもられるか，丸善，p.16，1998
2）内山巌雄：内分泌撹乱化学物質の概要，産業衛生学雑誌，41巻，日本産業衛生学会，pp.98-99，1999
3）鈴木継美：いわゆる「環境ホルモン問題」について，学士会会報，No.821，p.80，1998
4）環境省編：平成26年版環境・循環型社会・生物多様性白書，p.308，2014

7. 消　化

　食物中の栄養素を小腸から吸収できるように分解することが消化である。消化は，咀嚼（chewing），消化管の運動，消化酵素などにより行われ，炭水化物は単糖類（ぶどう糖，果糖，ガラクトース），脂肪は脂肪酸とグリセリン，たんぱく質はアミノ酸に分解され，腸管の粘膜上皮から吸収される。

口：咀嚼された食物は，唾液中のプチアリンにより，澱粉が麦芽糖に分解される。飲み込まれた食物は食道を通り胃に入る。

胃：食物は胃液と混ぜられ，ペプシンによりたんぱく質の一部はペプトンにまで分解される。胃では，水，アルコールがわずかに吸収され，食物はゆるやかに十二指腸に排出される。

小　腸：十二指腸では，胆嚢から胆汁が分泌され脂肪を乳化し，膵臓からは膵液が分泌される。さらに小腸粘液から分泌される腸液の消化酵素が作用し，消化が行われる。単糖類（主としてぶどう糖），アミノ酸，脂肪酸，グリセリンの吸収が行われる。

大　腸：大腸は，盲腸，結腸，直腸からなる。消化は行わず，水とナトリウムを吸収し，便を形成する。便は，吸収されなかった食物，水分，腸内細菌からなる。排便はＳ状結腸，直腸の収縮及び腹圧によりなされ，通常１日に１〜２回である。

参 考 文 献

1）真島英信：生理学，文光堂，2002
2）入内島十郎：生理学―人体のメカニズム―，医学出版社，1999
3）三井但夫・須田都三男：新入門解剖図譜，建帛社，2007
　　（次項「脳」も同じ参考文献）

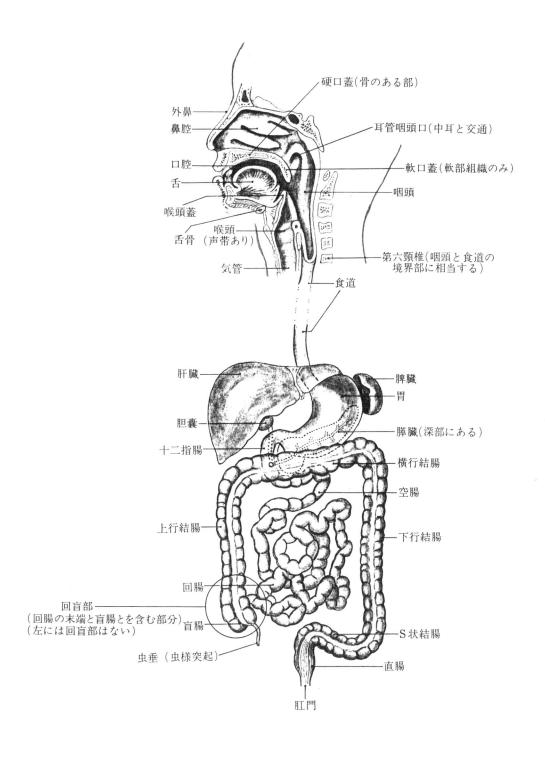

硬口蓋(骨のある部)

外鼻

鼻腔

耳管咽頭口(中耳と交通)

口腔

軟口蓋(軟部組織のみ)

舌

咽頭

喉頭蓋

喉頭
(声帯あり)

舌骨

第六頸椎(咽頭と食道の
境界部に相当する)

気管

食道

肝臓

脾臓

胃

胆嚢

膵臓(深部にある)

十二指腸

横行結腸

空腸

上行結腸

下行結腸

回腸

回盲部
(回腸の末端と盲腸とを含む部分)
(左には回盲部はない)

盲腸

S状結腸

虫垂(虫様突起)

直腸

肛門

図e 消 化 器

(三井但夫・須田都三男：新入門解剖図譜，建帛社，p.28, 2007)

8. 脳

　体を制御する中枢神経系は，脳と脊椎からなり，脳は，大脳皮質，大脳基底核，間脳，中脳，小脳，橋，延髄に分けられる。大脳皮質は，左右の半球からなり，運動，知覚，言語，睡眠，創造，思索，その他種々の精神活動を司っている。運動経路，感覚経路が延髄で交差しているため，左大脳半球は右半身を，右大脳半球は左半分を司る。したがって，脳出血などで右大脳半球の運動中枢に損傷を受けると，左半身の麻痺が起こる。大脳皮質には，約140億の神経細胞が含まれ，種々の活動を司っている。

　大脳と脊髄の間にある延髄，橋，中脳，間脳を合わせて脳幹という。脳幹には，生命維持に必要な中枢が存在している。間脳は，視床と視床下部に分けられる。視床下部は自律神経系の中枢であり，体温調節，摂食調節，飲水調節，情動の発現を司り，下垂体機能を調節する。

　小脳は，平衡，姿勢，随意運動を制御している。

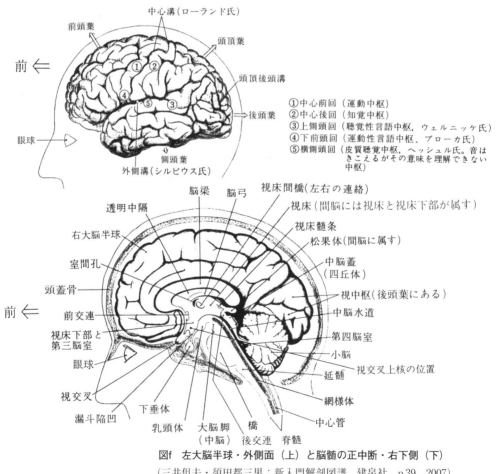

図f　左大脳半球・外側面（上）と脳髄の正中断・右下側（下）
（三井但夫・須田都三男：新入門解剖図譜，建帛社，p.39, 2007）

学生のための推薦図書

①細谷憲政：三訂人間栄養学　健康増進・生活習慣病予防の保健栄養の基礎知識，調理栄養教育公社，2000

②山本茂ほか編：食育・食生活論，講談社，2011

③澤田壽々太郎編：たべることのいま・食生活を視る，嵯峨野書院，1993

④鈴木吉彦，塩沢和子：目で見る80キロカロリーポケット食品ガイド，主婦の友社，2002

⑤ベターホーム協会編：ベターホームの食品成分表，ベターホーム出版局，2001

⑥桜井弘：ブルーバックスB1123　金属は人体になぜ必要か・なければ困る銅・クロム・モリブデン，講談社，1998

⑦婦人の友社編集部：ひとり暮らしの生活術，婦人の友社，1997

⑧井口登美子，石野尚吾監修：新編女性の医学百科，主婦と生活社，2003

⑨大野誠：肥満の生活ガイド，医歯薬出版，2001

⑩柴山秀太郎，江橋博編：フィットネススポーツの科学，朝倉書店，2001

⑪九州大学健康科学センター編：健康と運動の科学，大修館書店，2001

⑫工藤一彦：新ヘルシーウォーキング，女子栄養大学出版部，2000

⑬リチャード・S・ラザルス，スーザン・フォルクマン，本明寛ほか訳：ストレスの心理学・認知的評価と対処の研究，実務教育出版，2000

⑭小杉正太郎編著：ストレス心理学・個人差のプロセスとコーピング，川島書店，2002

⑮河野友信，田中正敏編：ストレスの科学と健康，朝倉書店，1998

⑯竹内知夫：心の病気，星和書店，1999

⑰神谷美惠子：神谷美惠子著作集3・こころの旅，みすず書房，1995

⑱安藤春彦；精神科医は何をしてくれるか，講談社，2001

⑲堀忠雄：快適睡眠のすすめ，岩波新書683，岩波書店，2000

⑳井上昌次郎：ヒトはなぜ眠るのか，筑摩書房，1996

㉑柳澤桂子：生命の奇跡・DNAから私へ，PHP研究所，2000

㉒我妻堯：正しい避妊の知識，メジカルビュー社，1986

㉓安井至：丸善ライブラリー・市民のための環境学入門，丸善，1999

㉔吉崎正憲ほか編：図説地球環境の事典，朝倉書店，2013

㉕山崎章郎：病院で死ぬということ，主婦の友社，1990

㉖奥野善彦編：安楽死事件，医学書院，1994

㉗熊倉伸宏著：死の欲動，新興医学出版社，2000

㉘日本蘇生協議会監修：JRC蘇生ガイドライン2015，医学書院，2016

㉙国立大学法人保健管理施設協議会監修：新版学生と保健，南江堂，2011

また，下記ウェブサイトも参考になる。

●厚生労働省検疫所：海外で健康に過ごすために，http://www.forth.go.jp/

●麻薬・覚せい剤乱用防止センター：薬物乱用防止「ダメ。ゼッタイ。」，http://www.dapc.or.jp/

●日本臓器移植ネットワーク：臓器移植について，http://www.jotnw.or.jp/transplant/about.html

●健康・体力づくり事業財団：健康ネット，http://www.health-net.or.jp/

索　　引

〔編著者〕

成　和子　明治学院大学非常勤講師　医学博士
（第1章，第2章3，第3章1，第4章1～3，
トピックス1・7・8）

〔著　者〕〔執筆順〕

宮本　慶子　元明治学院大学非常勤講師　保健学修士
（第2章1・2・5，第3章3，トピックス6）

城川　美佳　神奈川県立保健福祉大学講師　博士（医学）
（第2章4，第3章2・4，第4章4，
トピックス2～5）

四訂
ライフスキルのための健康科学

2003年（平成15年）　4月 1日　初版発行～第3刷
2006年（平成18年）　2月20日　改訂版発行～第9刷
2015年（平成27年）　4月10日　三訂版発行～第5刷
2020年（令和2年）　3月25日　四訂版発行
2021年（令和3年）　2月10日　四訂版第2刷発行

編著者　成　　和　子

発行者　筑　紫　和　男

発行所　株式会社 建帛社
　　　　　　　KENPAKUSHA

112-0011　東京都文京区千石4丁目2番15号
TEL (03) 3944-2611
FAX (03) 3946-4377
https://www.kenpakusha.co.jp/

ISBN 978-4-7679-4347-3　C 3047
©成和子ほか，2003, 2006, 2015, 2020.
（定価はカバーに表示してあります）

プロスト／田部井手帳
Printed in Japan